허리통증
운동습관

허리통증 운동습관

전재형 지음

물리치료 닥터의 허리통증 클리닉

중앙생활사

| 머리말 |

《수술없이 고치는 요통 3일 운동요법》의 초판이 나온 지 12년이 지난 오늘, 다시 개정판을 발간하게 되어 깊은 감사의 말씀을 전합니다.

이 책은 처음 출판된 이래로 그 내용을 보완하거나 수정하지 않았습니다. 그 이유는 이 책이 근막통증과 트리거 포인트에 대한 가장 기본적인 지식을 바탕으로 쓰였기 때문입니다. TRAVELL & SIMONS의 Myofascial Pain and Dysfunction ; The Trigger Point Manual(근막 통증과 기능 이상 : 트리거 포인트 치료 매뉴얼)이라는 책에서 얻은 풍부한 정보와 경험을 기반으로 이 책을 집필했으며, 그 가치와 효과를 여전히 믿고 있습니다.

12년이라는 세월이 흐르면서 의학과 치료 기술은 다양한 변화와 발전을 거쳐왔지만, 요통 치료의 핵심 원리와 방법은 크게 변하지 않았습니다. 진단 장비들은 더욱 정밀해지고 환자의 편의를 높이는 기술적인 발전은 있었지만, 요통의 근본적인 원인과 치료에 대한 접근 방식은 여전히 유효합니다. 필자의 경력도 어느덧 25년이 되었고 요통의 치료 방법을 더 많이 공부했고 수만 명이 넘는 환자를 보아 왔지만, 근막통증과 트리거 포인트 관리를 통한 통증 조절만큼 효과적인 기술은 아직 찾아보기 힘듭니다. 그래서 이렇게 다시 개정판을 내놓게 되었습니다.

이 지면을 빌어 중앙생활사 김용주 대표님과 직원분들께 감사의 인사를 드립니다. 여러분의 지지와 협력 덕분에 개정판을 발간하게 되었습니다. 부디 이 개정판이 많은 독자분들에게 요통과 관련된 지식을 더욱 폭넓게 전파하고, 요통으로 고통받는 분들께 도움이 되길 바랍니다.

감사합니다.

이로운 자연의 로키산맥 아래 덴버에서

전재형

| 차례 |

Part 2 통증 패턴에 따른 1일차 운동치료 요법

Part 3 2일차 운동치료 요법

Part 4 3일차 운동치료 요법

부록 직장인 · 학생들을 위한 5분 스트레칭

| 이 책의 특징과 활용법 |

1 이 책은 어떤 분들을 위해 쓰여졌나요?

2~3개월 이상 요통으로 고생하는 분들이 이 책을 활용하면 상당한 효과를 볼 것입니다. 물론 급성 요통으로 고생하는 분 역시 좋은 효과를 얻을 수 있습니다.

2 추간판탈출증이나 척추협착증 등을 가진 분들도 실행할 수 있나요?

네. 할 수 있습니다. 하지만 물리치료사나 의사와 상의 후 실행하기 바랍니다. 또 운동치료 요법을 실행한 후 통증이 더 심해진다면 전문가와 상담하기를 권유합니다.

3 이 책의 운동치료 요법 실행시 부작용은 없나요?

일반적으로 전혀 부작용이 없는 요법들을 위주로 설명했지만, 1일차 운동치료 요법 중 '함께하는 운동치료'를 이용한 발통점 치료 후에 하루 정도 조금 더 쑤신 통증이 생길 수 있습니다. 이는 인체의 일시적 증상이니 걱정하지 않아도 됩니다. 일반적으로 1~2일 후에는 그 통증이 줄어들게 됩니다.

4 노인분들도 실행할 수 있나요?

1일차 운동치료 요법 중 '함께하는 운동치료' 는 노인분들의 경우 물리치료사나 의사와 상의 후 실행하기를 권유합니다. '혼자하는 운동치료' 는 통증이 생기지 않는 범위 내에서 실행하면 부작용이 없습니다.

5 어떤 이론을 바탕으로 이 책을 썼나요?

이 책은 TRAVELL & SIMONS의 Myofascial Pain and Dysfunction ; The Trigger Point Manual(근막 통증과 기능 이상 : 트리거 포인트 치료 매뉴얼)을 바탕으로 일반인들이 따라 하기 쉽게 썼습니다.
위의 책은 우리 사람 몸에 존재하는 모든 골격 근육에 대한 진단과 치료에 대해 기술하고 있지만, 이 책에서는 요통에 관한 부분만을 참고하여 썼습니다.

6 근막 통증과 트리거 포인트란 무엇입니까?

근막 통증 증후군이란 근육과 근육을 싸고 있는 근막에서 기인하는 통증 증후군의 일종으로 근육 내에 특이한 발통점을 만들게 되는데 이 발통점을 트리거 포인트라 부릅니다.

7 근막 통증 증후군의 임상 양상은 어떤지요?

근육 내 트리거 포인트는 그 근육 주변이나 아니면 그 근육에서 원거리까지 연관통이나 감각 이상을 만들 수 있습니다. 예를 들면 복직근(배 근육)의 근막 통증 증후군으로 트리거 포인트가 복직근에 생겼을 경우 통증 패턴은 배가 아닌 등에서 나타납니다.

따라서 이 경우, 등 쪽이 아닌 복직근을 치료해야 등이나 허리의 통증이 없어지게 됩니다.

8 그럼 트리거 포인트는 어떻게 찾아서 치료를 하나요?

이 책의 1일차 운동치료 요법 중 '함께하는 운동치료' 에 트리거 포인트 찾는 방법과 치료 방법을 설명해 놓았습니다. 책의 설명대로 트리거 포인트를 찾다 보면 환자분이 압통을 호소하면서 반사적으로 몸을 피하거나 '아', '바로 거기' 하고 자동적으로 말하게 되는 곳입니다.

9 근막 통증 증후군으로 인한 관련 증상들은 어떤 것들이 있을 수 있나요?

다양한 통증 양상이 나올 수 있는데요. 일반적으로는 쑤시는 듯한 통증의 호소가 많고, 긁히는 듯한 감각, 마비감, 벌레가 기어가는 듯한 증상, 시린 감각이나 감각의 과민이 올 수도 있습니다.

10 무엇이 근막 통증 증후군을 야기하나요?

현재까지 정확하게 밝혀진 원인은 잘 모르나 대략 아래와 같은 것들이 근막 통증 증후군을 야기할 수 있습니다.

- **구조적 이상** : 다리 길이 차이, 골반의 위치 변화, 근육이나 골격의 비대칭성, 척추측만증, 바르지 못한 자세, 근육이나 인대를 다친 후의 후유증 등
- **영양학적인 문제** : 비타민 부족 등
- **내분비계 이상** : 갑상선 기능 이상, 저혈당증 등
- **심리적인 문제** : 우울증, 만성적인 스트레스로 인한 근육의 과긴장
- **만성 감염** : 바이러스나 박테리아의 감염 등은 근막 통증 증후군으로부터 회복을 저해할 수 있다.
- **기타** : 수면 부족, 만성 내장 질환 등

위의 모든 문제들이 근막 통증 증후군을 야기할 수 있으나 임상적으로 가장 많이 보게 되는 문제들로는 구조적 이상과 심리적인 문제를 지적하고 싶습니다.

이 책에 나온 방식으로 운동치료를 실행해도 좋아지지 않으면 의사와 상의해서 혈액 검사 등을 통해 비타민, 갑상선 호르몬 등의 레벨을 검사, 확인하는 것이 좋습니다.

11 근막 통증 증후군의 진단은 어떻게 하나요?

근막 통증 증후군은 근육 골격계의 다른 질환들과 달리 X-ray, CT,

MRI, EMG 등의 진단 장비들로 찾을 수가 없습니다. 앞에서 말한 트리거 포인트의 존재 여부를 손으로 촉진하여 찾거나, 연관통의 형태 관련 증상 등을 세심히 관찰하여 진단하게 됩니다.
따라서 경험 있는 전문가가 진단하는 것이 원칙이지만, 이 책에 서술해 놓은 방법대로 따라 하는 것만으로도 좋은 효과를 얻을 수 있을 것입니다.

12 근막 통증 증후군은 어떻게 치료하나요?

- **트리거 포인트 주사 요법** : 약물을 사용해 트리거 포인트에 직접 주사한다.
- **트리거 포인트 침 요법** : 필자가 주로 사용하는 방법으로 트리거 포인트에 침을 삽입해서 트리거 포인트를 이완시키게 됩니다. 이 방법은 한의학의 침술 요법인 경혈 개념으로 침을 자입하는 것이 아니라 위에서 말한 근육의 트리거 포인트 유무, 통증 패턴, 관련 증상, 신체 구조적 이상에 따라 판단한 후 근육에 침을 자입하게 되는데 근육의 깊이에 따라 2cm에서부터 10cm 이상의 침을 선택해서 사용합니다.
- **허혈성 자극 요법** : 지압 형식의 요법으로 트리거 포인트를 찾아 그 포인트를 지속적으로 눌러줌으로써 치료하는 방법으로 이 책의 1일차 운동치료 요법 중 '함께하는 운동치료'에 잘 설명되어 있습니다.
- **운동치료 요법** : 이 책에서 주로 다루는 것으로 스트레칭과 다양한

운동 등을 통해서 치료합니다.

- **기타** : 온습포 요법, 전기자극 요법, 초음파 요법 등으로 치료할 수 도 있습니다.

13 근막 통증에서 비롯된 요통과 기타 원인들에 의한 요통과는 어떻게 틀린가요?

대부분의 근막 통증 증후군은 진단 장비들을 통한 진단으로 '이상 없음' 이 나온 통증이 가장 근막 통증에 가깝습니다. MRI상에서는 이상이 없는데 여전히 이 책에 제시된 다양한 통증들을 느끼는 경우가 다반사입니다.

또 근막 통증 증후군을 가진 대부분의 환자분들이 어디에서 어디까지 아프다는 통증 패턴을 설명할 수 있지만, 어느 한 포인트를 손가락으로 찍어서 말씀하기는 힘들어 합니다. 또 확실한 손상력이 있고 진단 장비에 의해 진단이 확인되는 요통을 가진 환자에게도 근막 통증 증후군 형태의 통증이 2차적으로 반드시 발생합니다.

다시 말해 인대에 손상이 있던지, 디스크의 문제 등의 1차적 요인이 있다고 해도 근막 통증 증후군의 통증 양상이 2차적으로 반드시 같이 따라오며, 많은 경우 이 2차적 통증이 1차적 요인에 의한 통증보다 더 심한 경우가 많습니다.

결론적으로, 요통을 가진 모든 분들이(내부 장기 문제에 의한 요통 제외) 이 책의 운동요법대로 따라 하면 큰 효과를 볼 것입니다.

14 이 책에 제시된 운동치료 요법은 따라 하기 어렵나요?

아닙니다. 어렵게 보이지만 잘 읽어보고 따라 하면 누구나 쉽게 할 수 있습니다. 1일차 운동치료 요법 중 '함께하는 운동치료' 는 처음에는 조금 어려울 수 있으나 몇 번만 되풀이해서 따라 하면 익숙해집니다. '함께하는 운동치료' 가 너무 어려울 경우 '혼자하는 운동치료' 와 2일차, 3일차 운동치료 요법들만을 실행해도 충분합니다.

15 통증이 완전히 나은 후에는 어떻게 하나요?

근육 골격의 통증 치료와 예방에 있어 가장 중요하다고 생각되는 것은 근육들간의 힘의 균형과 길이의 대칭입니다. 즉 근육 길이의 불균형이 있을 경우 바르지 않은 자세가 오게 되며, 이것이 심한 만성 통증으로 발전하는 경우를 많이 보게 됩니다.

그러므로 이 책에 제시된 2일차, 3일차 운동치료 요법들을 일주일에 2~3번씩 4~6개월 정도 실행할 것을 권유합니다.

16 근육 골격계의 통증 예방 치료에서 가장 중요한 것은 무엇입니까?

기본적으로 다음 4가지가 가장 중요하다고 봅니다.

첫째, 근육의 유연성(flexibility)이며, 둘째, 근육의 기능적인 힘(strength)과 근육의 유산소적 인내력(endurance)입니다. 셋째, 근육들간의 균형(balance)이며, 넷째, 위의 3가지로 이루어진 몸의 자세(posture)입니다.

17 척추(spine)는 어떻게 구성되어 있나요?

총 33개의 뼈, 즉 목뼈인 경추 7개, 등뼈인 흉추 12개, 허리뼈인 요추 5개와 꼬리뼈에 해당하는 천추와 미추는 각각 5개, 4개의 척추가 붙어 있는 형태로 구성되어 있습니다.

18 요통의 진단을 위해서 어떤 기구들이 사용되나요?

1) 방사선 사진술(Radiography, X-ray) : X-ray는 척추뼈 구조물의 골절이나 불안정성(척추전방전위증, 골극 형성 여부 등)이 발생했는지를 볼 수 있습니다. 하지만 뼈의 구조와 상태만을 볼 수 있기 때문에 요통을 진단하기에 정확도가 매우 낮은 편입니다.

2) CT 검사(Computed Tomography) : 추간판탈출증(흔히 '디스크'라고 함)이나 척추협착증 등을 볼 수 있습니다.

3) MRI 검사(Magnetic Resonance Imaging) : 허리의 척추와 구조물 관련 디스크의 이상 유무, 신경근 압박 유무, 근육과 인대의 상태 등을 매우 상세히 보여줍니다. 그래서 MRI를 요통 진단의 gold standard, 즉 최고의 진단 장비라고 합니다.

Part 1

요통 운동치료와 통증 패턴

1일차, 2일차, 3일차 운동치료의
효과적인 실행 방법과 9가지 통증 패턴의 특징,
통증의 발생 원인에 대해 설명한다.

Backache
Relief in Three Days

3일간의 운동치료 실행 방법

이 책은 통증 패턴에 따라 기본적으로 3일간의 운동치료 요법을 제시한다. 3일 동안 책에 제시된 그림과 설명을 보면서 운동치료 요법을 실행한 후 하루를 쉬고, 다시 3일을 같은 방법으로 반복 실행한다(일주일 소요). 이 방법을 6주 실행한다.

1일차 운동치료 요법

먼저 자신의 통증 패턴과 가장 가까운 '나의 통증 패턴'을 찾는다. 이때 '나의 통증 패턴'이 여러 개의 패턴과 중복될 시 중복되는 모든 패턴을 택한다. 선택된 패턴의 운동치료를 한다.

또 통증 패턴과 상관없이 다열근 패턴, 흉최장근 패턴, 요방형근 패턴은 '나의 통증 패턴'과 상관없이 모두가 실행한다.

운동치료 요법은 크게 '혼자하는 운동치료'와 '함께하는 운동치료'로 나눠지는데, '혼자하는 운동치료'는 반드시 해야 하는 것이며 홀로 할 수 있는 요법들이다. '함께하는 운동치료' 는 파트너가 치료를 해주거나 보조하는 것으로 꼭 하지 않아도 되지만 실행하면 아주 큰 효과를 보게 된다.

2일차 운동치료 요법

2일차 운동치료 요법은 스트레칭과 간단한 능동 관절운동 요법 중 쉽게 따라 할 수 있는 운동들을 추려서 모았다.

이 운동들은 1일차 통증 패턴에 따른 운동치료 요법을 실행한 다음날, 3장에 나와 있는 그림 순서대로 실행한다.

3일차 운동치료 요법

3일차 운동치료 요법은 가벼운 강화 운동과 안정화 운동 중 일반인들이 따라 하기 쉬운 운동치료 요법들로 구성했다.

이 운동들은 2일차 운동치료 요법을 완수하고 난 후 3일차에 실행한다.

나의 통증 패턴 찾기

다음에 나오는 각각의 그림에서 보이는 통증 패턴 중 하나 또는 여러 개가 겹쳐서 나올 수도 있으나, 통증 패턴 중 하나라도 일치하면 '나의 통증 패턴'으로 잡는다.

다열근 및 심부 척추근 통증 패턴

- 이 패턴은 발통점 주변에 [그림 1-1] A처럼 국소적으로 생기기도 하고 [그림 1-1] B의 패턴처럼 연관통을 야기하기도 한다.
- 환자들의 주요 증상은 허리의 통증이지만 [그림 1-1] B처럼 연관통을 야기할 경우 배나 둔부 부분에도 통증이 생기기도 한다.
- 환자들은 허리뼈가 아픈 듯한 통증을 주로 호소한다. 견디기 힘들 정도의 요통이 생기며 자세를 바꾸어도 좀처럼 좋아지지 않는 지속적인 통증 패턴이다.
- 보통 한쪽에서 발통점이 생기고 그 발통점으로 인해 본인의 허리가 휘어져 있다고 느끼기도 하게 되나 장기적으로 허리의 양편으로 통증이

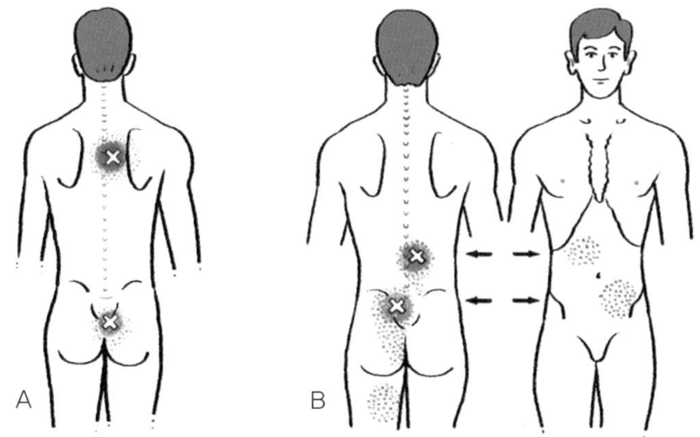

[그림 1-1] 다열근 및 심부 척추근 통증 패턴

생긴다.

- 통증으로 인해 허리를 매우 조심스럽게 움직이게 되며 허리 동작의 장애가 생기게 된다. 특히 허리를 옆으로 혹은 뒤로 굽히거나 허리를 트는 회전 동작시 통증과 장애가 생긴다.

흉최장근의 통증 패턴

- [그림 1-2] A, B, C, D에서 보여지듯이 같은 쪽의 등통이나 같은 쪽의 앞쪽의 가슴이나 배 주위로 연관통이 나타나기도 한다.
- 흉최장근에 발통점이 생길 경우의 가장 큰 특징은 환자가 허리를 앞으로 굽히는 데 현저한 통증과 장애를 갖게 된다.

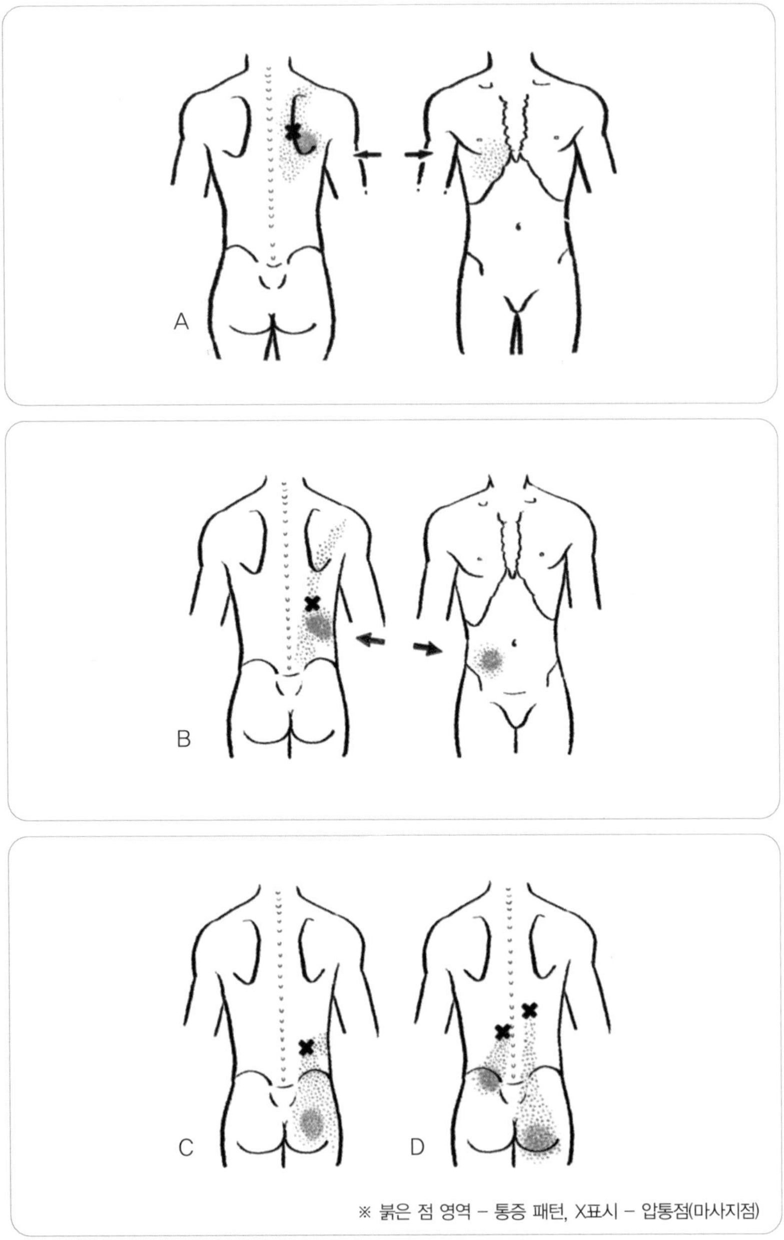

※ 붉은 점 영역 – 통증 패턴, X표시 – 압통점(마사지점)

[그림 1–2] 흉최장근 통증 패턴

- 특히 일어선 상태에서 허리를 굽히는 것은 더욱 힘들게 된다. 의자에서 일어서거나 계단을 정면으로 올라가기도 상당히 힘들어진다.

요방형근 통증 패턴

- [그림 1-2] A, B와 같이 통증의 패턴이 나타난다.
- 일반적인 요통의 대명사로 요통이 있는 환자의 대부분이 요방형근 발통점을 가지고 있다.
- 아주 깊게 쑤시는 듯한 통증이 특징이며 허리와 둔부에 통증이 주로 나타난다. 허리가 한쪽으로 휜 것 같은 느낌을 호소한다. 고관절의 앞쪽에도 통증이 나타나기도 한다.
- 요방형근의 통증은 허리를 움직이지 않는 휴식시나 잠잘 때, 특히 야간에 통증이 심해진다. 발통점이 심할 경우 네 발로 기어다녀야 할 정도로 통증 양상이 심해지기도 한다.
- 발통점과 통증 패턴이 생긴 쪽으로 일어선 채로 체중을 옮기는 것조차도 힘들어진다.
- 기침을 할 경우, 누워서 몸을 돌릴 경우, 발통점과 통증이 생긴 반대쪽으로 허리를 틀 경우, 의자에서 앉거나 일어설 때 등 거의 모든 동작에서 극심한 통증이 나타나게 된다.
- 장시간 같은 동작을 한 후 많이 생긴다. 예를 들면 장시간 운전, 장시간의 컴퓨터 작업, 정원 일 후에 많이 발생하기도 하지만 요통 염좌(허리를 삔 것) 후에 요방형근에 발통점이 많이 발생하기도 한다.

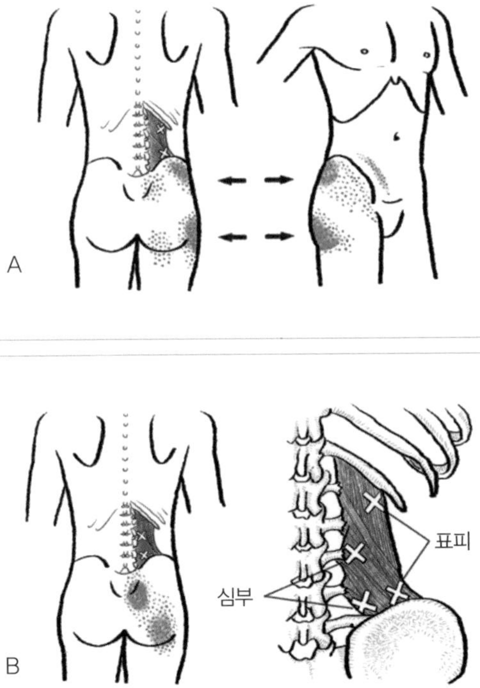

※ 붉은 점 영역 – 통증 패턴, X표시 – 압통점(마사지점)

[그림 1–3] 요방형근 통증 패턴

대둔근의 통증 패턴

- [그림 1–4] A, B, C와 같은 통증 패턴이 생긴다.
- 주로 통증은 발통점이 있는 같은 쪽의 둔부에 발생하며, 허리를 살짝 굽힌 채 언덕을 걸어 올라갈 때 둔부의 통증이 심해진다.

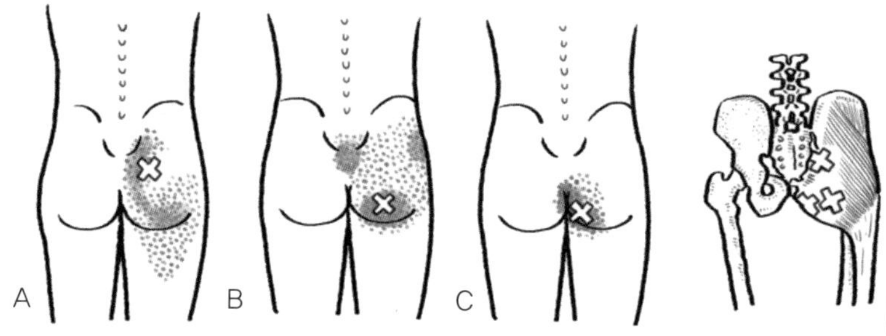

[그림 1-4] 대둔근 통증 패턴

- 의자에 앉아서 발통점이 자극 받을 경우 통증이 심해지는데 통증은 주로 둔부에 국한되며 항문쪽으로 나타나지는 않는다.
- 대둔근에 발통점이 있는 경우 같은 자세로 의자에 오래 앉아 있기가 힘들어 몸을 자꾸 틀게 된다.
- 자유형 수영시 발차기 동작에서 통증이 더 느껴지는데 특히 수온이 낮은 물에서 수영할 시 더 심해진다.

중둔근의 통증 패턴

- [그림 1–5] A, B, C와 같은 통증 패턴이 나타난다.
- 허리의 통증, 둔부의 통증, 허리와 꼬리뼈가 연결되는 부위의 통증, 또는 둔부에서 다리 뒤쪽으로 통증이 나타나기도 하지만, 다리로 통증이 나타날 경우 [그림 1–5] B처럼 다리 아래로 많이 내려가지는 않는다.

- 걸을 때, 특히 발통점이 있는 쪽으로 체중을 실을 때 심한 통증을 느끼게 된다.
- 발통점이 생긴 쪽이나 다른 쪽으로 누울 경우, 그리고 두 둔부를 바닥에 붙이고 바로 누울 경우 모두 중둔근의 발통점들을 자극하게 되어 수면시 많은 문제가 오게 된다.
- 그래서 수면시에는 몸통에 베개를 고이고 반쯤 옆으로 누워서 자거나, 발통점이 있는 쪽을 위로 하고 옆으로 누운 상태에서 베개를 다리 사이에 끼워야 잠에 들 수가 있다.
- 배가 나온 사람(임산부 포함)의 고관절 통증의 원인일 수도 있다.
- 푹신푹신한 안락의자에 앉을 경우 체중이 둔부 쪽의 압력을 증가시켜 통증이 증가한다.

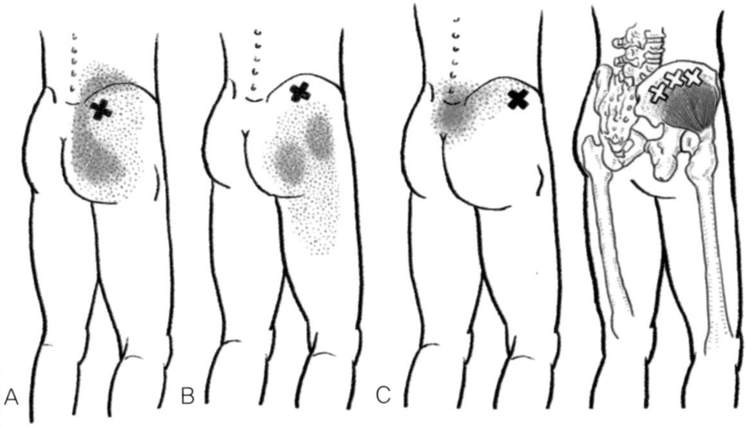

※ 붉은 점 영역 – 통증 패턴, X표시 – 압통점(마사지점)

[그림 1-5] 중둔근 통증 패턴

소둔근의 통증 패턴

- [그림 1-6] A, B에서 보듯이 둔부와 하지의 측면과 후면을 따라서 통증 양상이 나타나므로 좌골 신경통으로 오인 진단되는 경우가 많다.
- 보행시 발통점이 생긴 쪽의 다리의 통증으로 인해 보행이 힘들며 절룩거리기까지 한다.
- 통증이 지속적이며 아주 심해서 통증이 덜해지는 자세를 찾기조차 힘들다.
- 수면시 발통점이 있는 쪽으로 돌아 눕게 되면 통증이 아주 심해져 잠에서 깨게 된다.

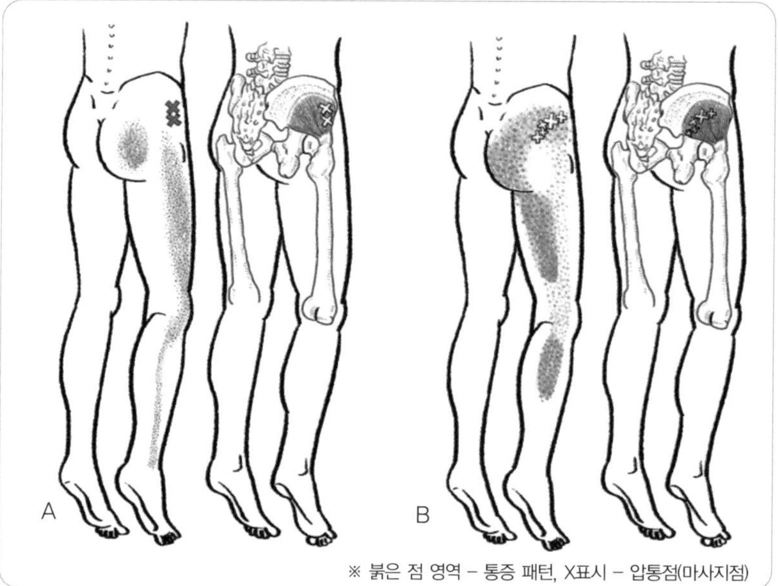

[그림 1-6] 소둔근 통증 패턴

• 발통점이 있는 다리를 반대쪽 다리 위로 올려서 꼬고 앉으려고 할 경우 극심한 통증으로 할 수 없게 된다.

이상근의 통증 패턴

• [그림 1-7]과 같이 둔부에서 다리 뒤쪽의 상부 2/3 정도까지 통증이 발생한다.
• 이상근의 좌골 신경 압박시 대퇴후면 전체와 장딴지 및 발바닥까지 통증이 내려가기도 한다.
• 의자에 앉아 있거나, 의자에서 일어설 때 그리고 발통점이 있는 쪽의

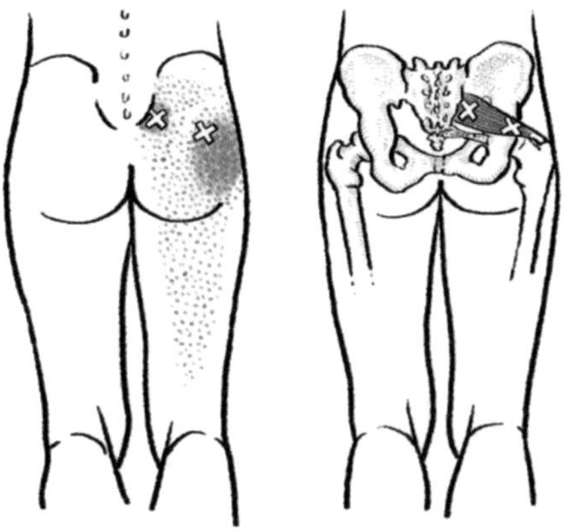

※ 붉은 점 영역 - 통증 패턴, X표시 - 압통점(마사지점)

[그림 1-7] 이상근 통증 패턴

다리를 꼴 때 통증이 심해진다.

- 6 : 1 정도로 여성에게서 남성보다 우세하게 나타난다.
- 여성의 경우 성교시 통증이 나타날 수 있으며 다리를 벌리기만 해도 통증이 극심해진다.
- 남성의 경우 발기 부전이 일어날 수도 있다.

복직근의 통증 패턴

- [그림 1-8]과 같이 허리의 상부와 하부에 통증이 일자로 나타나게 된다.

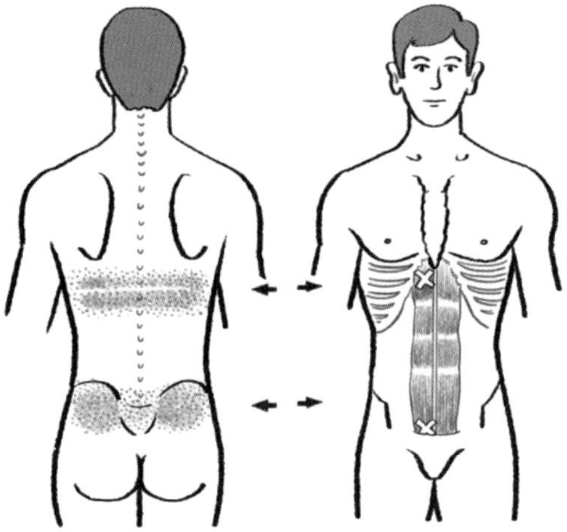

※ 붉은 점 영역 - 통증 패턴, X표시 - 압통점(마사지점)

[그림 1-8] 복직근 통증 패턴

- 다른 근육들의 경우 일반적으로 발통점이 생기면 근육의 긴장도가 높아지고 단축이 와서 근육의 길이가 대부분 짧아지는데 복직근의 경우 오히려 이완되어 배가 처지는 경우가 많다.
- 실제적으로 복직근의 발통점은 위 그림들과는 달리 더 많은 부분에서 생길 수 있으나, 이 책에서는 상복직근과 하복직근의 발통점에 대해서만 다룬다.
- 복부의 특성상 내부 장기 질환이 연관되어 있을 수 있으므로 전문가와 상의하는 것이 중요하다. 하지만 [그림 1-8]의 통증 패턴이 있을 경우 이 책에서 소개하는 '혼자하는 운동치료'를 실행함에는 부작용이 없으리라 생각된다.

장요근의 통증 패턴

- [그림 1-9]에서 보이는 통증의 패턴이 나타난다.
- 발통점이 한 쪽에 생길 경우 [그림 1-9] A에서 보듯 발통점이 있는 쪽의 허리 부분에 수직으로 통증의 양상이 생긴다.
- 발통점이 양쪽으로 생길 경우 허리를 가로지르는 통증이 생긴다.
- [그림 1-9] B처럼 다리 앞쪽의 대퇴부와 사타구니 쪽으로 통증이 나타나기도 한다. 허리를 바로 세우고 서 있기가 힘들다.
- 발통점이 생긴 쪽의 다리를 구부리고 서서 반대쪽으로 체중을 둔 채서 있으면 통증이 줄어든다.
- 보행시에는 엉덩이가 뒤로 빠지게 되고 다리가 약간 벌려지게 된다.

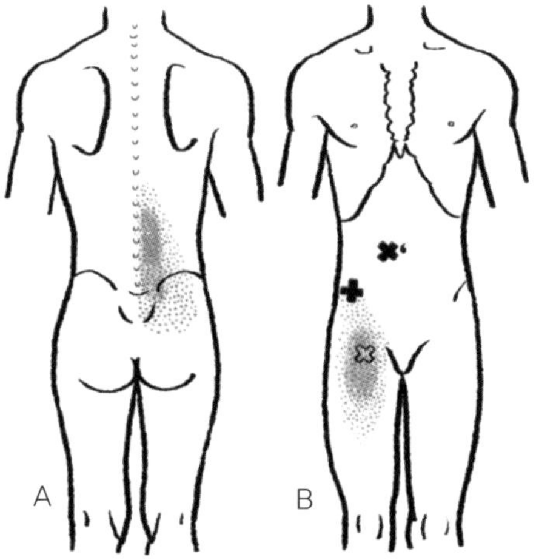

[그림 1-9] 장요근 통증 패턴

- 의자에서 일어나기가 힘들며 특히 낮은 의자에서 일어날 때 통증이 더 심해진다.
- 증상이 심한 경우 네 발로 기어다닐 정도로 통증이 심해진다.

Part 2

통증 패턴에 따른 1일차 운동치료 요법

9가지 통증 패턴별 운동치료 요법을
'혼자하는 운동치료'와 '함께하는 운동치료'
등으로 나누어 알기 쉽게 설명한다.

Backache
Relief in Three Days

다열근 및 심부 척추근 통증 운동치료

함께하는 운동치료

- [사진 2-1, 2]와 같이 허리의 중앙선을 따라서 척추가 튀어나온 것을 손으로 만져보면 느낄 수 있다.

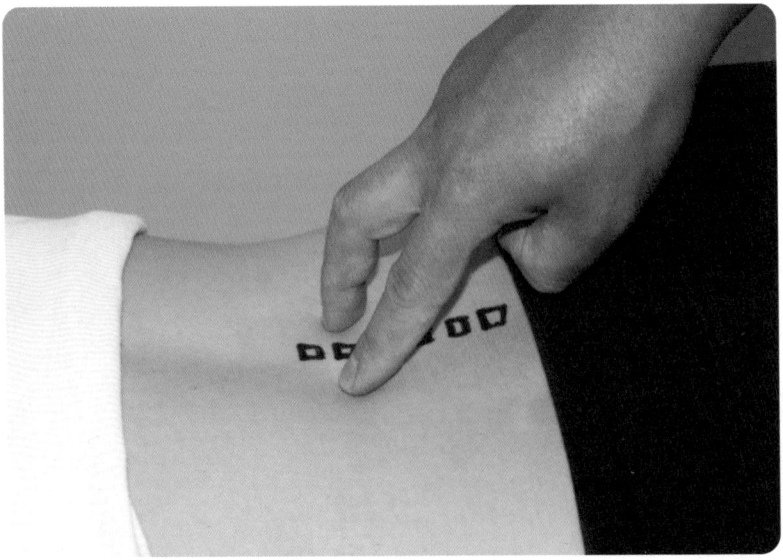

[사진 2-1]

잠깐! 요통상식

추간판탈출증이란

수핵과 섬유륜으로 구성된 디스크는 척추와 척추 사이에서 충격을 완화시켜 주는 기능을 한다. 추간판탈출증은 이 디스크가 잘못된 자세나 외상 등의 충격으로 원래의 위치에서 밀려나와 척추신경근을 압박함으로써 각종 신경학적 증상들을 일으키는 것을 말한다. 일반적으로 '허리 디스크'로 널리 알려진 증상이다.

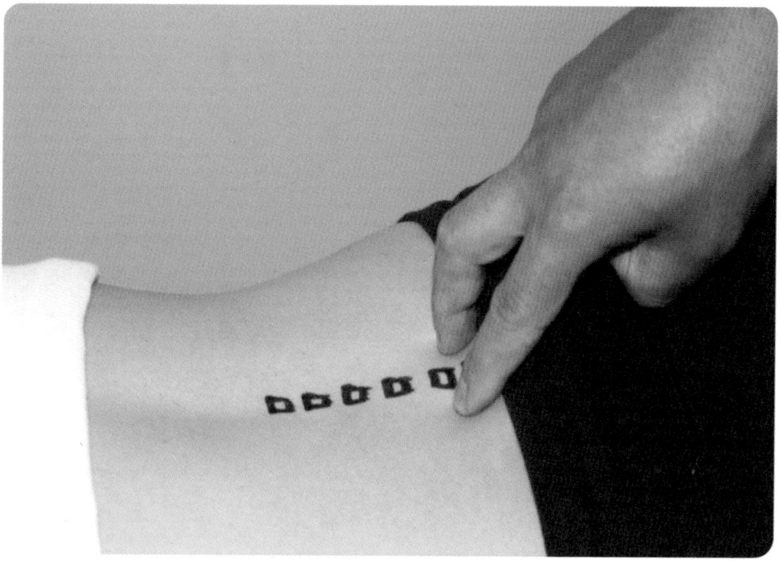

[사진 2-2]

- [사진 2-3]과 같이 표시한 후 튀어나온 척추뼈(척추의 극돌기)를 중심으로 양쪽으로 1~2cm 사이를 [사진 2-4]와 같이 조금 굵은 펜을 사용해 천천히 직각으로 눌러 들어간다.
- 이때 다른 포인트에 비해 압통이 더 강한 몇 개 포인트를 발견할 수 있다.
- 그 압통점들을 참을 수 있는 범위 내에서 1분 정도 펜을 이용해 직각으로 눌러준다.

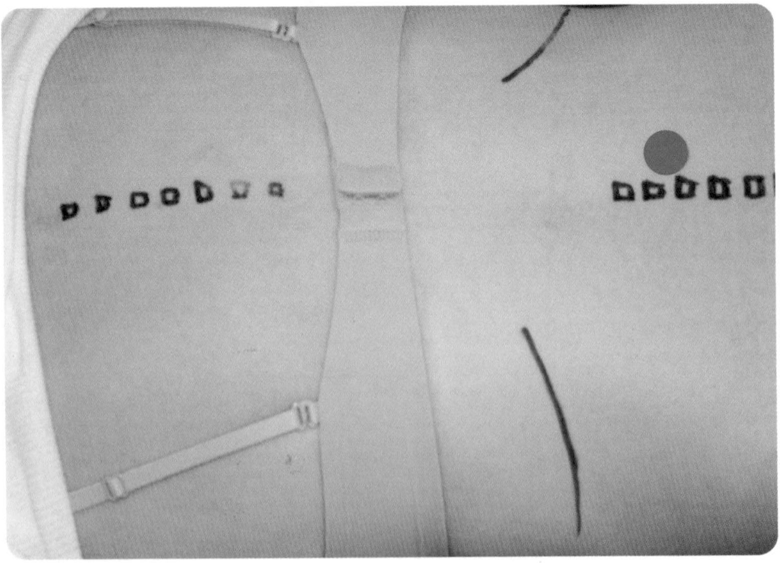

[사진 2-3]

• 이 방법은 통증 패턴에 상관없이 모두가 실시해야 하며, 만약 평소 허리의 통증이 사진에서 보여준 예보다 더 위쪽인 경우 아픈 부위를 중심으로 같은 방법을 사용해 적용하면 된다.

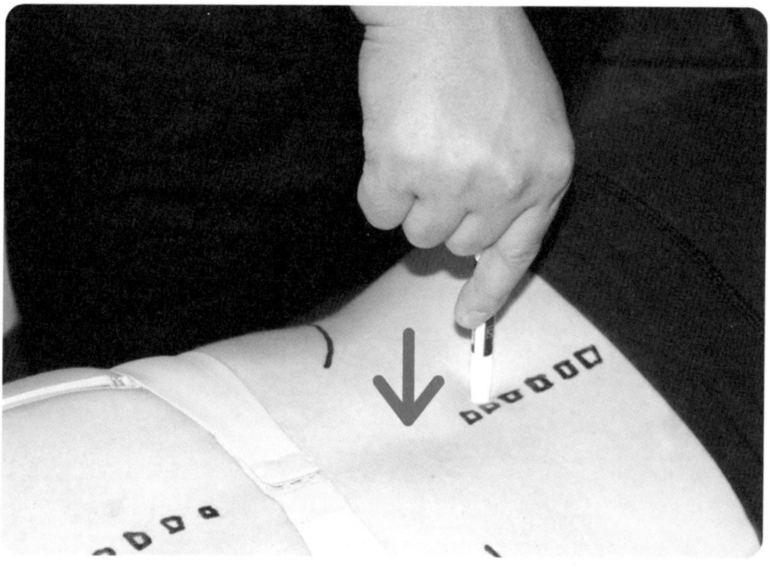

[사진 2-4]

흉쇄장근 통증 운동치료

혼자하는 운동치료

[흉쇄장근 근막 스트레칭]

- [사진 2-5]와 같이 다리를 펴고 허리를 아픈 반대쪽으로 틀고 팔을 넘겨서 가볍게 스트레칭을 한다. 오른쪽에 통증이 있을 경우 왼쪽으로 몸을 틀게 된다.

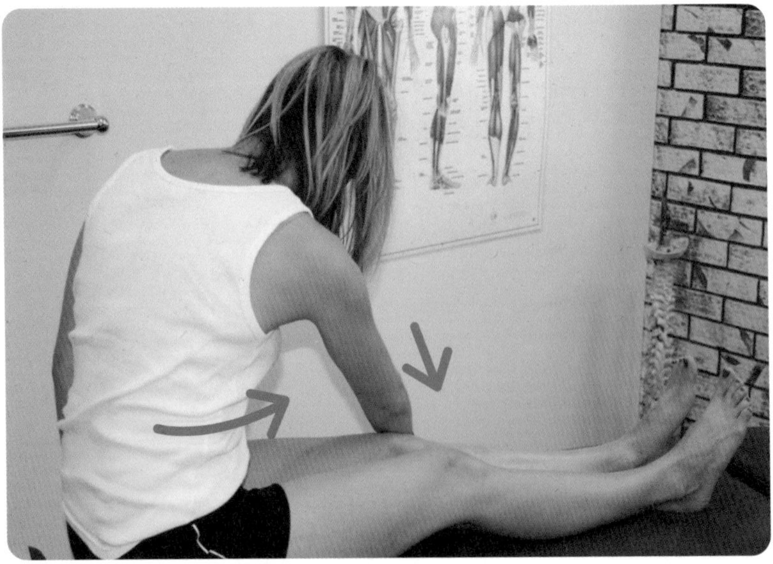

[사진 2-5]

- 사진에서 보듯이 허리를 아주 살짝만 굽히고 틀게 되는데 이때 등의 중간쯤이 약간 느낌이 나는 정도만 한다. 이 상태로 30초~1분을 유지한다.

[흉최장근 근육 스트레칭]

- [사진 2-6]과 같이 손이 다리 아래쪽으로 더 향하게 되고 허리를 최대한 굽히면서 틀어준다.
- 약간 통증이 느껴질 정도로 허리를 굽히고 틀게 되며 통증이 심하면 너무 강하게 하는 것이니 조금 허리를 펴줘야 한다.
- 이 자세를 15~30초간 유지한 뒤 다시 5회 반복한다.

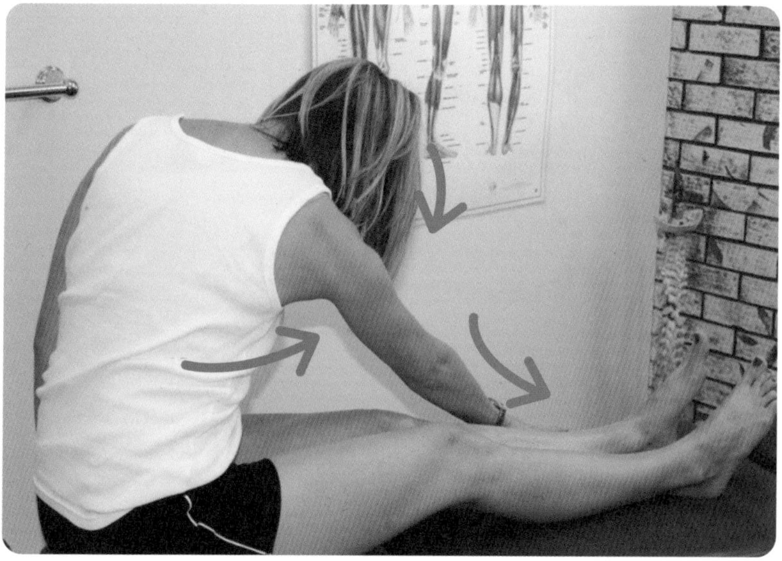

[사진 2-6]

함께하는 운동치료

- 앞의 근막 스트레칭과 흉쇄장근 스트레칭은 혼자하는 운동치료 외에 [사진 2-7, 8]과 같이 파트너가 도와주면 더욱 효과적이다.

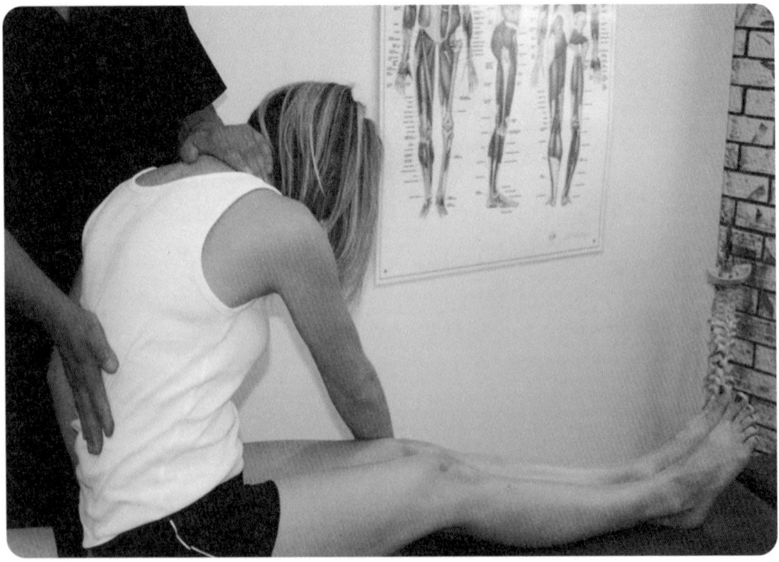

[사진 2-7]

잠깐! 요통상식

추간판탈출증의 치료

- 약물요법 : 통증완하제, 근육이완제, 비스테로이드성 항염증제 등 투여
- 주사요법 : 경막하 주사요법이나 발통점 주사요법 등
- 수술요법 : 주로 디스크 절제술이나 레이저를 이용한 수술

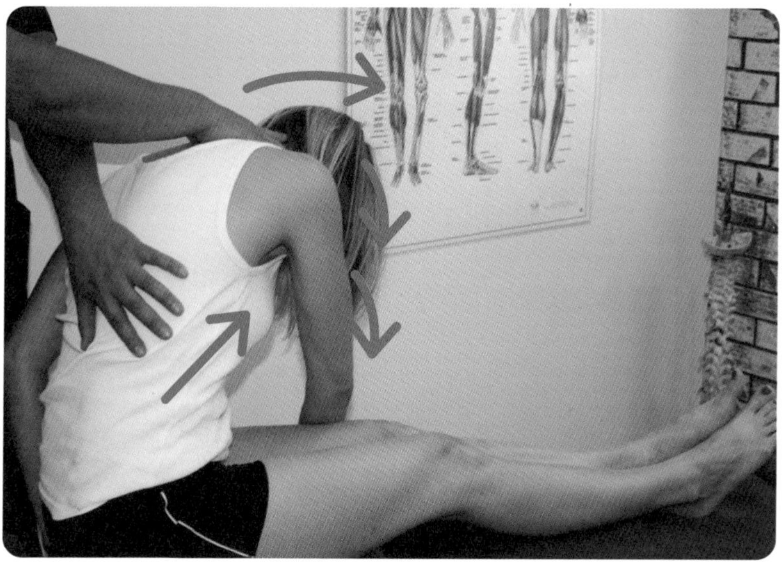

[사진 2-8]

[압통점 찾기와 치료 방법]

- 흉최장근의 압통점은 [사진 2-9]와 같이 2개의 점 사이에 존재하며, 통증과 같은 쪽에 생기게 된다. 즉 통증이 오른쪽이면 오른쪽에, 왼쪽이면 왼쪽에, 양쪽 모두가 아프면 양쪽 모두에 압통점이 생긴다.
- 이때 파트너 치료사가 찾은 점들이 압통점인지 아닌지 구분하는 방법은 아주 간단하다. 주위의 다른 포인트를 눌렀을 때보다 훨씬 더 아프게 느껴지는 곳이 바로 압통점이다.

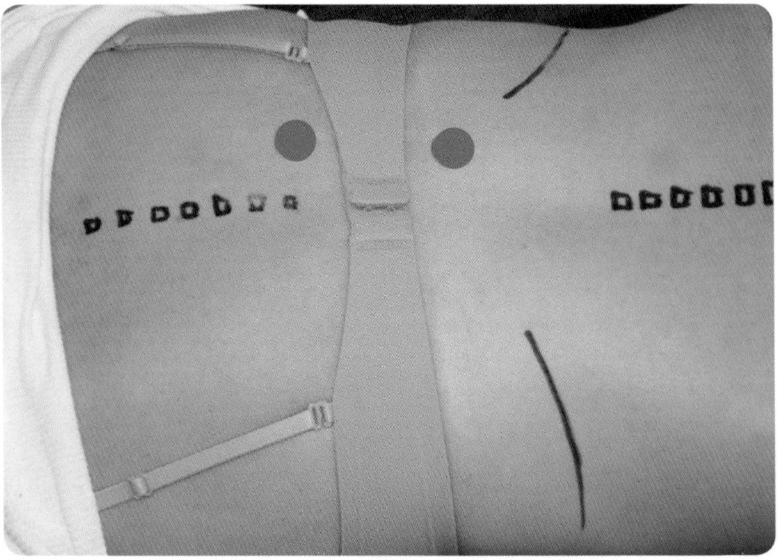

[사진 2-9]

- 압통점을 파트너가 찾는 구체적인 방법은 [사진 2-10]과 같이 손가락들을 세워서 직각으로 눌러보면 쉽게 찾을 수 있다.
- 실제 흉최장근의 압통점은 사진과는 조금 달리 여자들의 경우 브라밴드 바로 아래나 허리쪽으로 2~3cm 정도 아래에 존재하는 경우가 많다.

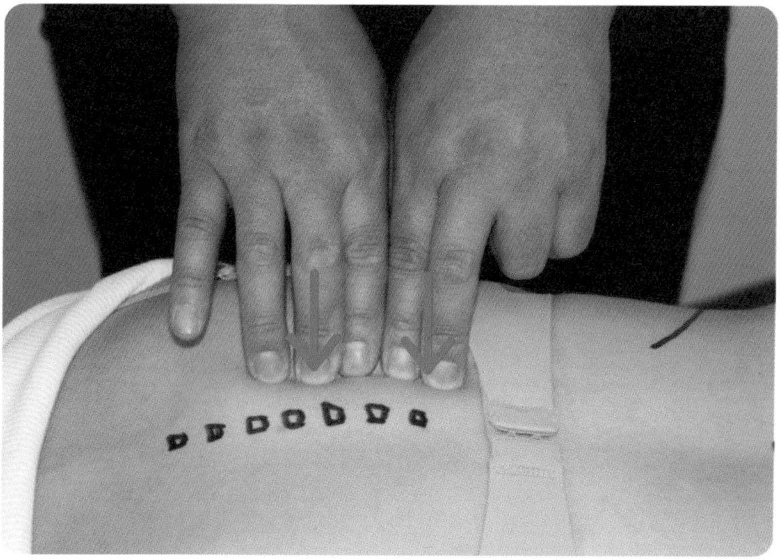

[사진 2-10]

- 압통점을 찾게 되면 파트너는 [사진 2-11]과 같이 팔꿈치를 이용해 직각으로 포인트를 누르게 된다. 아주 가볍게 천천히 직각으로 눌러 들어가야 한다.
- 이때 환자에게 '이 정도면 참을 수 있나' 고 계속 물어보면서 실행한다. 환자가 참을 수 있을 정도의 압통을 유지하면서 30초씩 3~4회 눌러준다.
- 연세가 많으신 분에게는 갈비뼈의 골절이 일어날 수 있으므로 전문가가 아닌 경우 안 하는 게 좋을 듯하다.

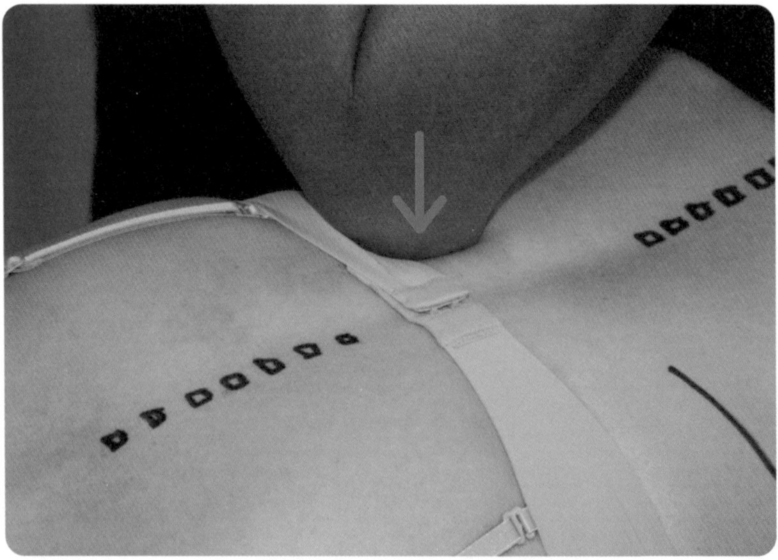

[사진 2-11]

요방형근 통증 운동치료

혼자하는 운동치료

• 일단 편하게 누운 뒤 아프지 않은 쪽의 다리를 아픈 쪽 위에 [사진 2-12]와 같이 포갠다. 이 사진은 오른쪽으로 통증 패턴을 가지고 있는 경우이다.

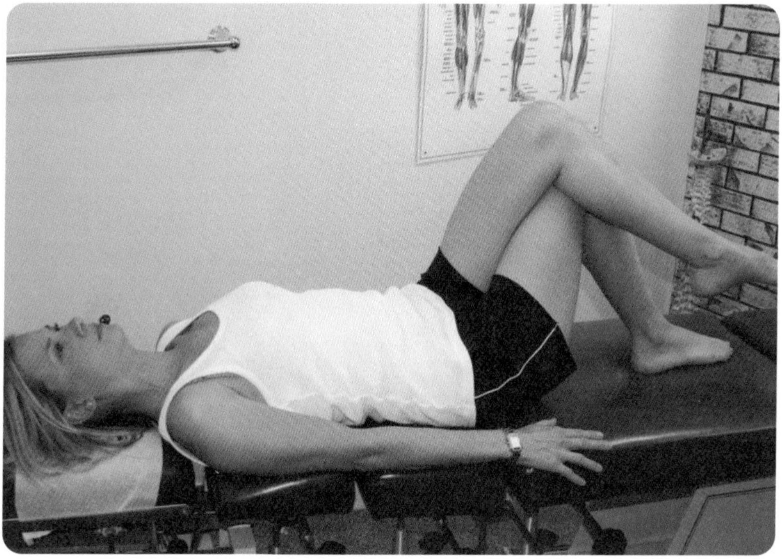

[사진 2-12]

• [사진 2-13]과 같이 위쪽에 올려진 다리를 사용해 반대쪽 다리를 틀어서 내린다. 이때 아픈 쪽의 날개뼈가 바닥에서 들어올려지면 너무 세게 한 것이다. 이 자세를 15~30초간 유지하며 5회 실행한다.

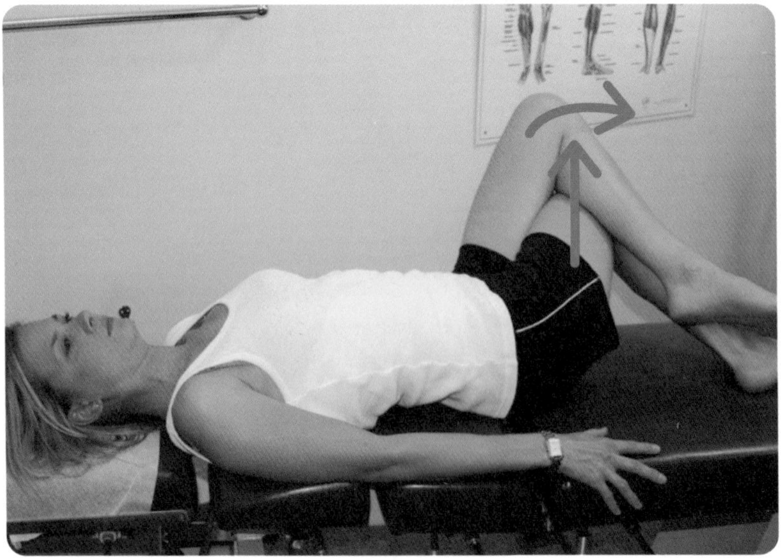

[사진 2-13]

[등척성 운동을 이용한 자가 스트레칭 방법]

- [사진 2-14]와 같이 아프지 않은 쪽으로 조금만 허리를 굽힌다.
- 이 사진은 통증이 왼쪽으로 있으며, 오른쪽은 아프지 않은 경우이다.

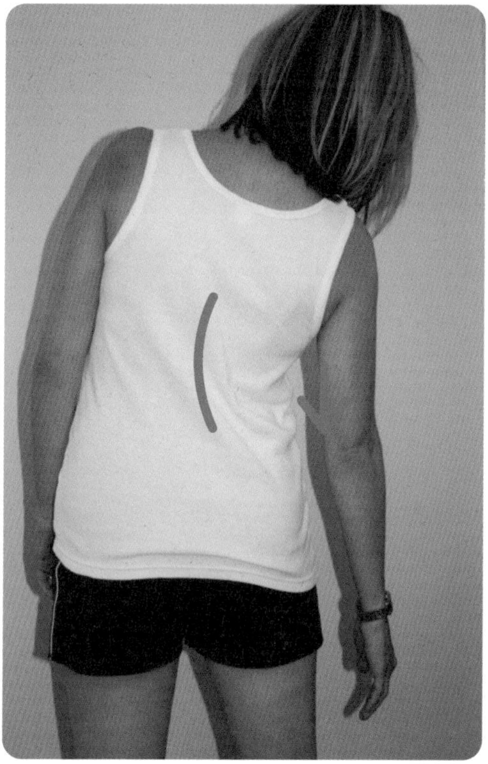

[사진 2-14]

• [사진 2-14]와 같이 허리를 옆으로 굽힌 상태로 숨을 크게 들이쉰 후 내뱉으면서 [사진 2-15]와 같이 허리를 아프지 않은 방향으로 최대한 내려준다.

• 이 자세를 15~30초간 유지하며 5회 실행한다.

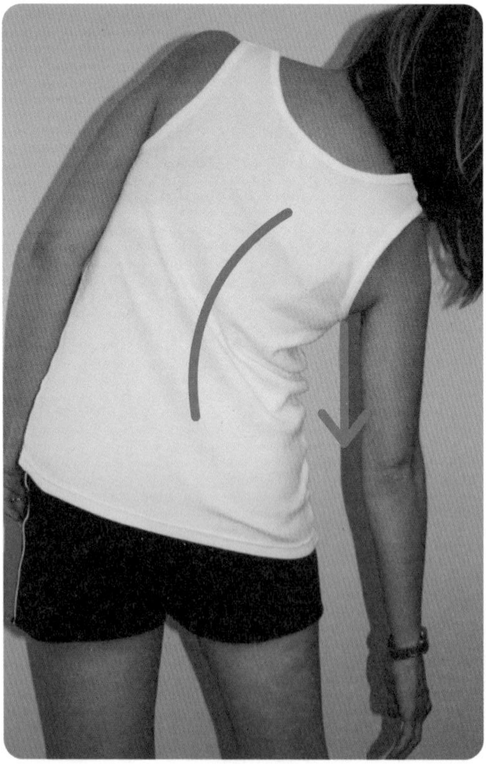

[사진 2-15]

[골반 균형잡기 운동]

- 요통을 가진 대부분이 양쪽 다리 길이의 차이를 보이게 된다. 다리 길이의 차이를 보이게 되는 데는 여러 근육과 관절이 관여해서 나타나게 되지만 그 중 가장 큰 요인은 요방형근의 불균형이다.
- [사진 2-16]과 같이 운동을 하게 되면 요방형근의 균형을 바로잡을 수 있다.
- [사진 2-16]과 같이 편하게 누워서 양손을 양쪽 골반의 툭 튀어나온 뼈 위에 살며시 올려 놓는다.

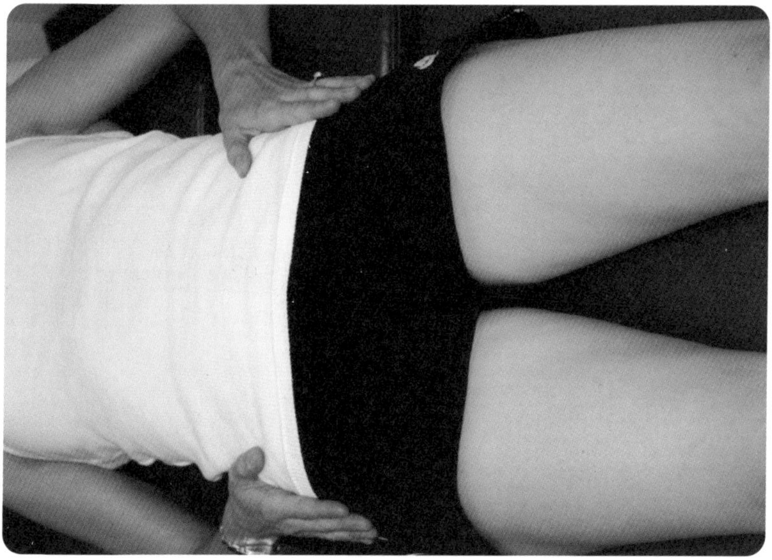

[사진 2-16]

- [사진 2-17]과 같이 왼손이 오른손보다 올라가도록 무릎을 편 채로 왼쪽 다리를 머리 쪽으로 끌어올린다. 이때 옆구리 쪽의 근육을 사용해서 무릎을 굽히지 않은 채로 왼쪽 다리 전체를 사진과 같이 끌어올린다. 또 오른쪽 다리는 왼쪽 다리와는 반대 방향으로(발 쪽으로) 밀어내린다. 이 상태로 5초를 유지한다.
- 다시 [사진 2-16]처럼 골반을 제 위치에 시킨다.

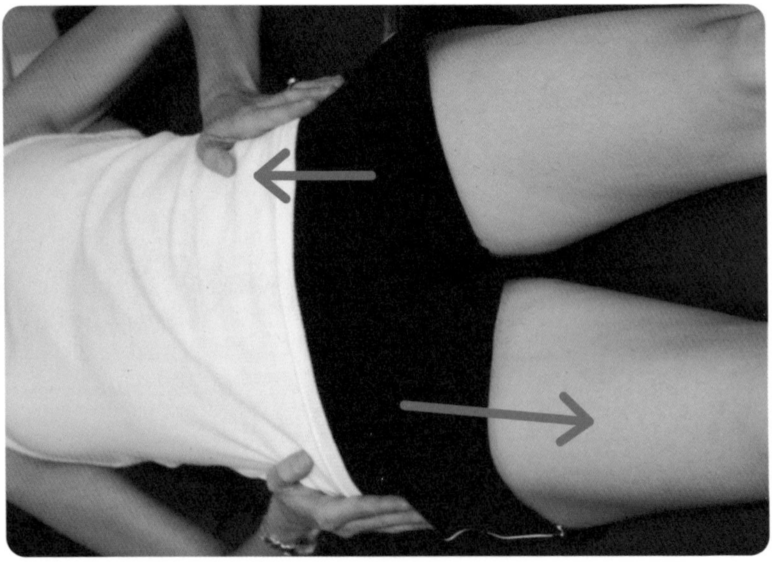

[사진 2-17]

• [사진 2-18]과 같이 오른쪽을 끌어올림과 동시에 왼쪽은 아래로 민다. 이 운동을 양쪽 번갈아서 10회씩 하고 난 후 3~4분간 휴식하고 다시 10~20회 정도를 반복한다.

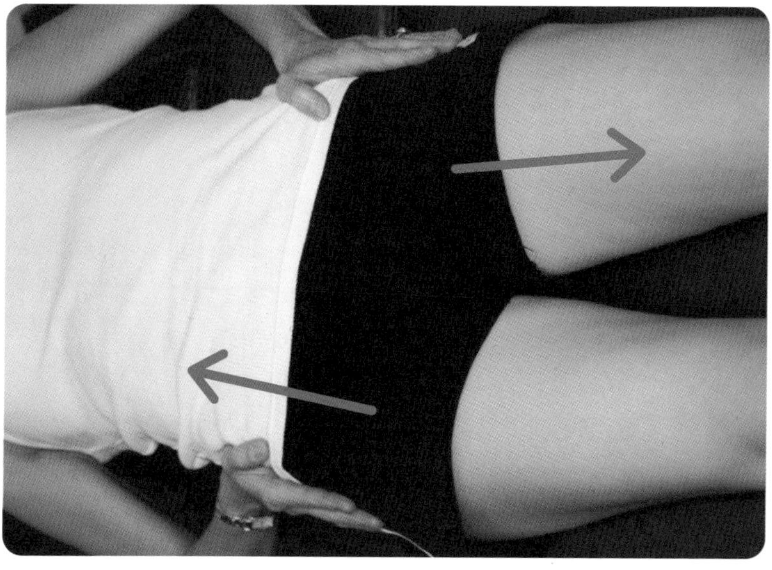

[사진 2-18]

• 요방형근의 통증 패턴을 가지고 있는 경우 [사진 2-19]와 같이 다리 사이에 베개를 끼워 넣고 옆으로 잠을 자게 되면 요방형근의 통증 재발을 방지할 수 있다. 아픈 쪽의 다리가 위로 올라간다([사진 2-19]는 오른쪽이 아픈 경우이다).

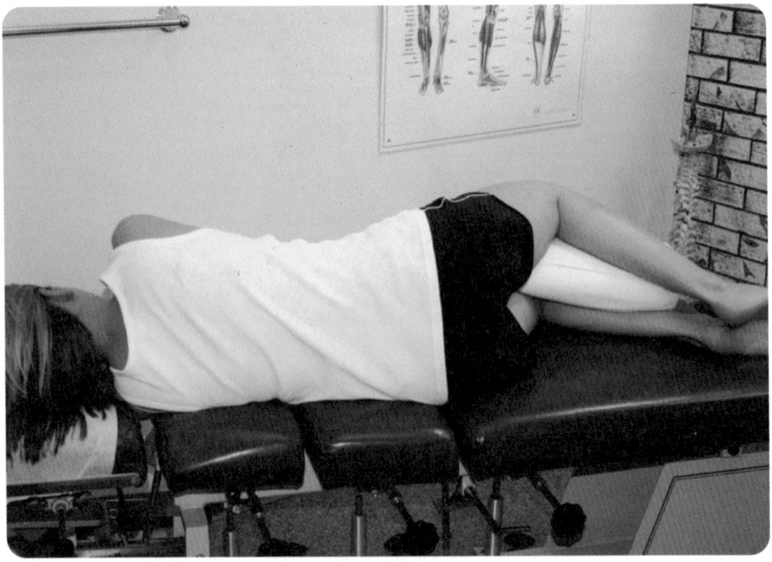

[사진 2-19]

[압통점 찾기와 치료]

- 요방형근의 압통은 [사진 2-20]과 같이 환자를 옆으로 누인 채 찾는 것이 용이하다. 압통점은 [사진 2-20]과 같이 골반뼈와 갈비뼈 사이에 존재한다.

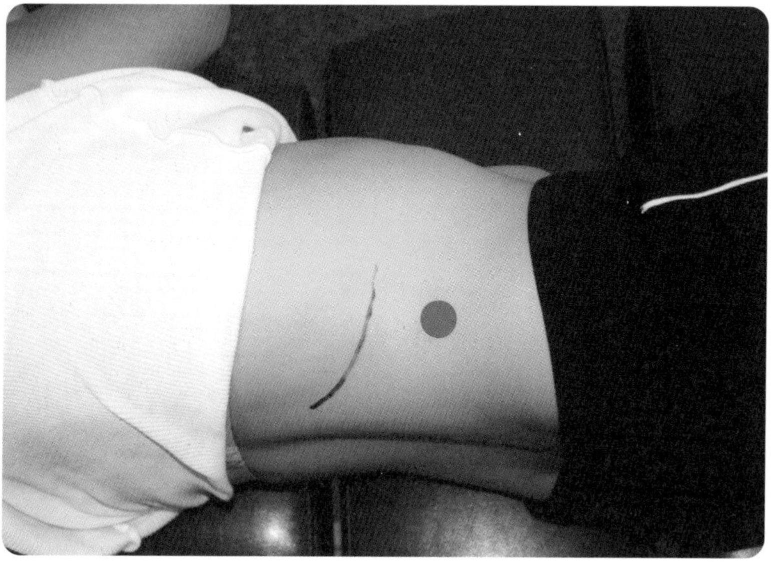

[사진 2-20]

• 통점을 찾을 때 너무 배 쪽으로 누르면 아무런 압통점을 찾을 수 없고, 아래로 밀어서 등 쪽으로 살짝 미는 듯 찾으면 환자가 압통을 호소하게 된다.

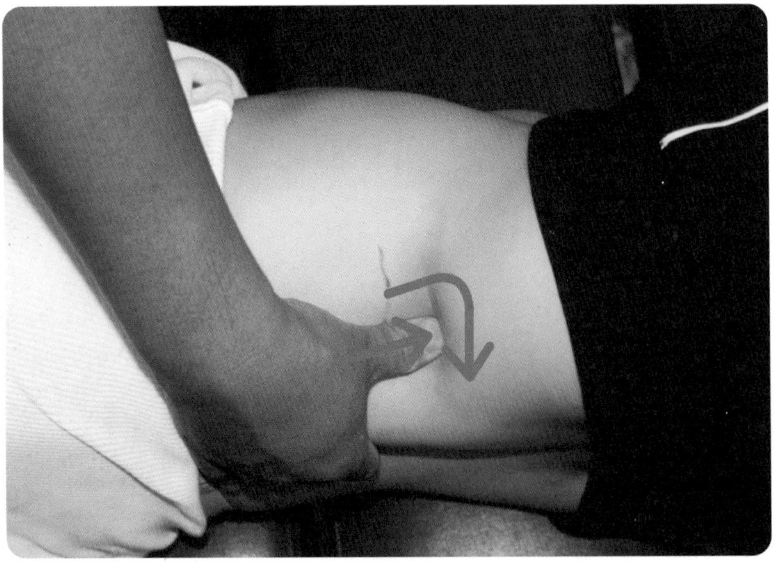

[사진 2-21]

• 이 압통점을 파트너는 [사진 2-21, 22]와 같이 부드럽게 눌러 들어가게 되면 조금 딱딱한 압통점을 느끼게 된다. 이 압통점을 환자가 참을 수 있을 정도로 30초간 3~4회 눌러준다.

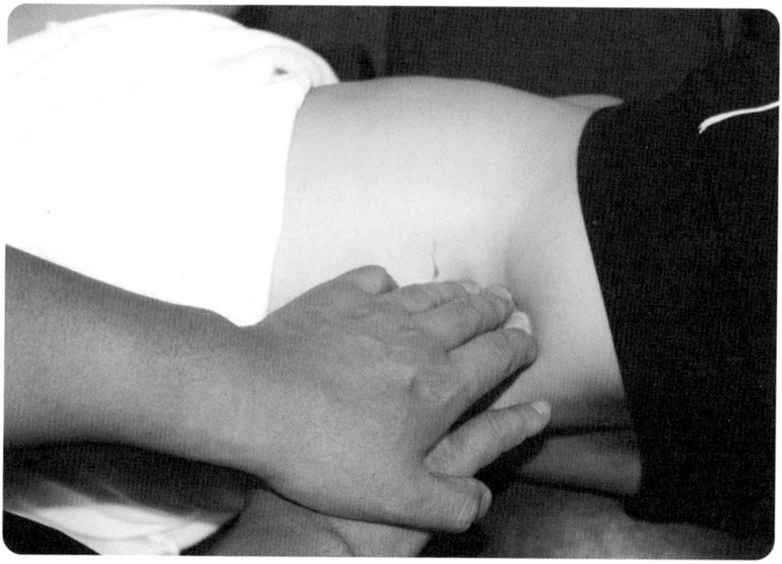

[사진 2-22]

[파트너가 스트레칭 해주기]

- [사진 2-23]과 같이 환자가 누운 상태에서 손을 교차해 몸을 살며시 밀어주면서 환자의 스트레칭을 도와준다.
- 이때 사진에서 보듯이 수건이나 베개를 반대쪽 허리에 깔아주고 통증이 있는 쪽의 다리를 사진과 같이 엉덩이 뒤쪽으로 내려줘서 스트레칭을 최대한 할 수 있게 도와준다.
- 이 상태를 15~30초 유지하며 5회 정도 실행한다.

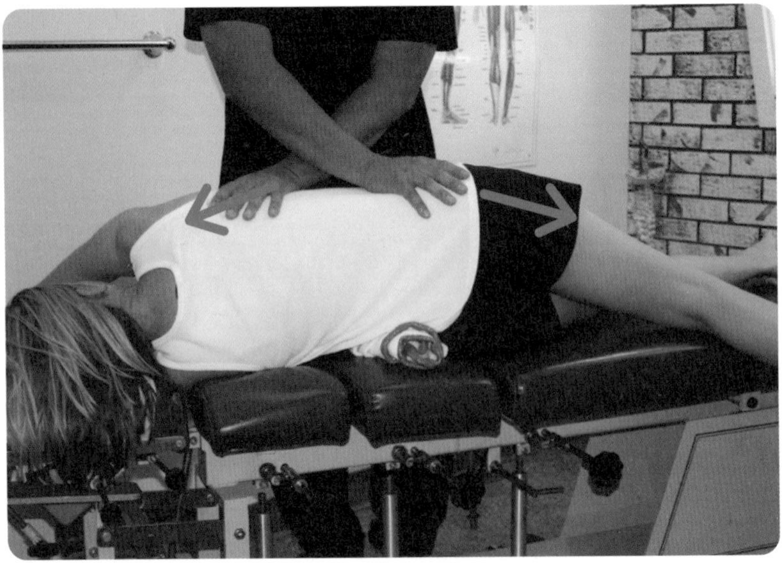

[사진 2-23]

잠깐! 요통상식

요통 예방 위한 스트레칭 방법

- 스트레칭을 하기 전 몸을 풀어줘야 한다(5분 정도 걷기).
- 스트레칭의 강도는 약간의 근 긴장과 불편함을 느낄 정도면 충분하며, 통증을 느낄 정도면 너무 심하게 한 것이다.
- 스트레칭을 할 경우 각 근육별 또는 동작별로 30초에서 60초 정도를 실시하는 것이 좋다.
- 절대로 근육을 눌렀다가 놓았다가 하는 '튕기는' 동작을 하지 말아야 한다. 근육을 죽 당겨서 그냥 잡고 있는 것이지 바운스 하는 것은 바른 스트레칭 방법이 아니다.
- 스트레칭 하는 동안 호흡을 멈추면 안 되며, 부드럽고 천천히 그리고 리듬 있게 쉬어 줘야 한다.
- 무엇보다 정기적으로 자주 하는 것이 중요하다.

대둔근 통증 운동치료

혼자하는 운동치료

[대둔근 근막 스트레칭]

- [사진 2-24]와 같이 무릎을 편 채로 두 다리를 뻗는다.
- 팔을 사진과 같이 양 무릎과 발목 사이에 위치하게 한다.
- 이 상태를 30초~1분간 실행 유지한다.

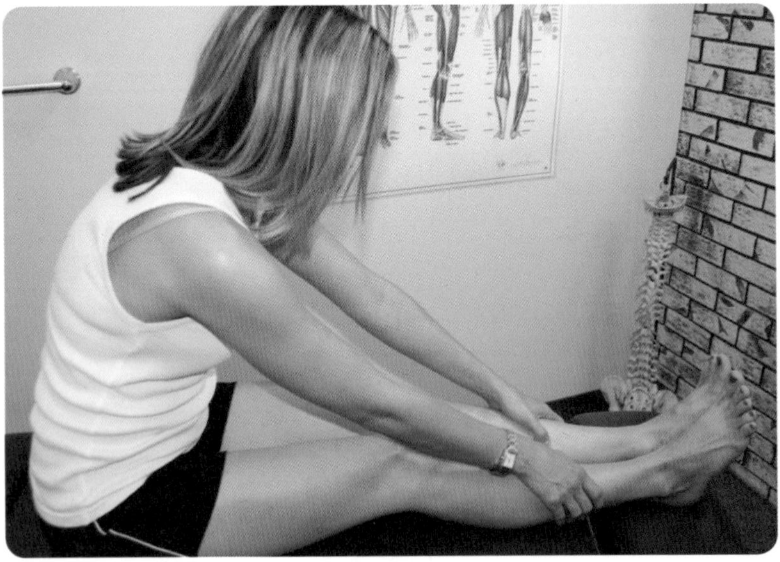

[사진 2-24]

[대둔근 근육 스트레칭]

- [사진 2-25]와 같이 [사진 2-24]에서 두 손을 최대한 발 쪽으로 내려서 발가락을 잡는다.
- 이때 두 손으로 발가락을 잡아당기고 동시에 발은 사진의 화살표처럼 반대로 밀면서, 두 무릎은 바닥 쪽으로 내려 무릎을 최대한 펴도록 한다. 이 자세를 15~30초간 유지하며 5회 실행한다.

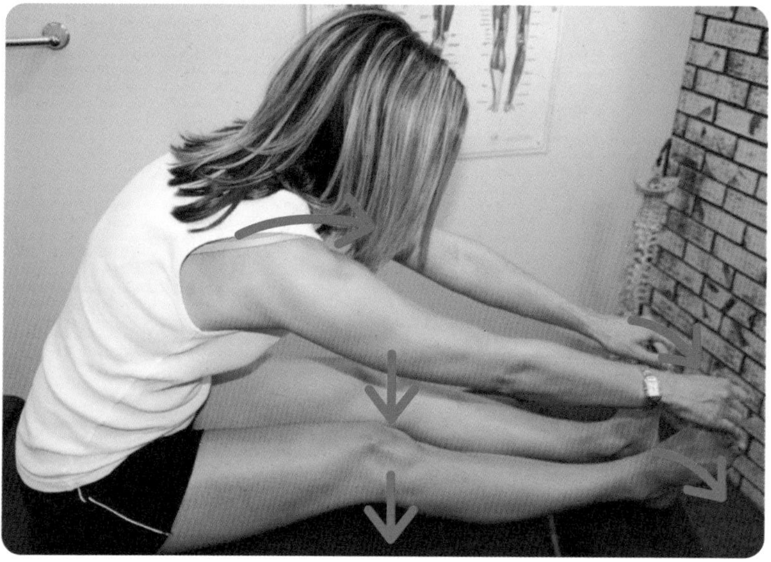

[사진 2-25]

[압통점 찾기와 치료]

- 환자가 [사진 2-26]과 같이 엎드린다.
- 환자 둔부의 살이 많은 부분을 [사진 2-27]과 같이 손을 포개고 손가락을 세운 채로 눌러 들어간다.
- 같은 방식으로 주변 3~5cm 사이에 3~4개 포인트를 눌러본다.
- 환자가 압통을 호소하면 그곳이 대둔근의 압통점이다.

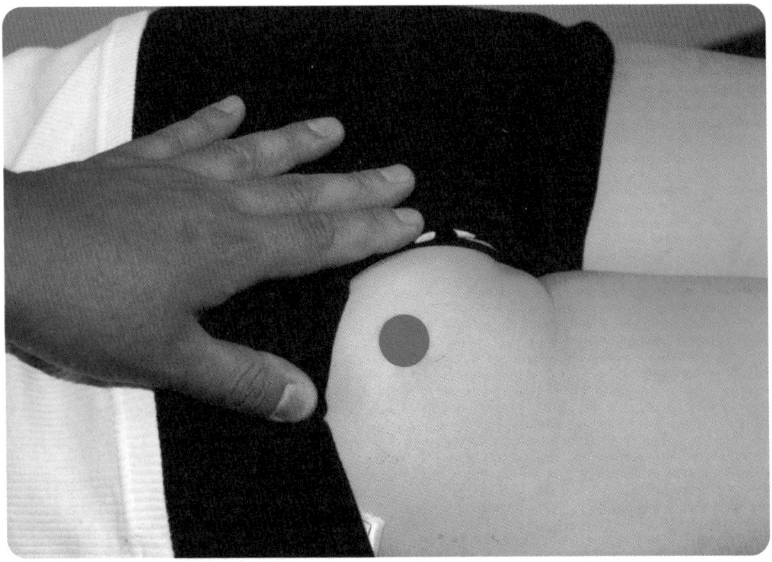

[사진 2-26]

잠깐! 요통상식

척추 교정의 효과

척추 교정은 척추의 정렬을 맞추기 위한 교정과 척추의 관절 움직임을 원활하게 위한 교정으로 나눌 수 있다. 이 교정은 치료사가 손을 이용해 척추 관절에 '고속 저강도'의 외력을 가하는 형태로 이루어진다. 보통 이렇게 실시할 경우 '뚝' 하는 소리가 난다. 하지만 그 효과에 대한 논쟁이 분분하다.

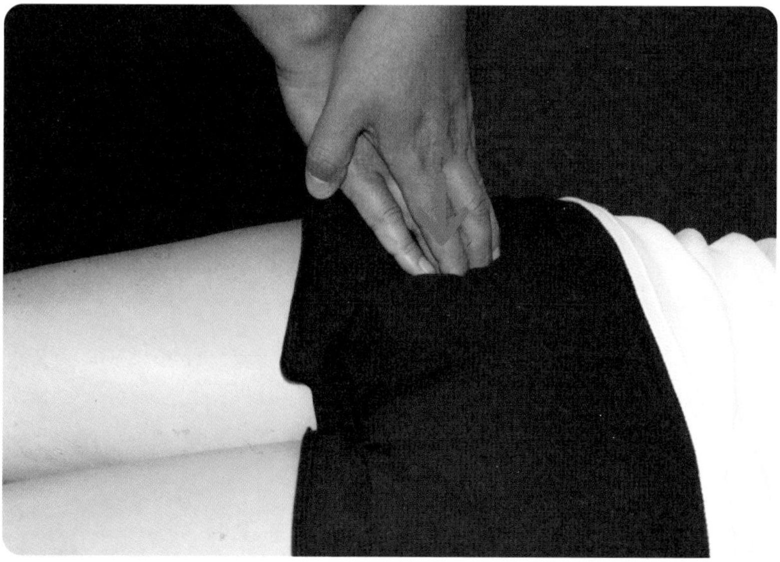

[사진 2-27]

- 치료는 압통점을 찾을 때와 마찬가지로 손을 포개서 압통점을 찾은 후 환자가 참을 수 있을 정도로 살며시 눌러 들어가서 30초간 유지하며 3~4회 실행한다. 또는 [사진 2-28]과 같이 팔꿈치를 이용해 같은 방법으로 3~4회 유지한다.

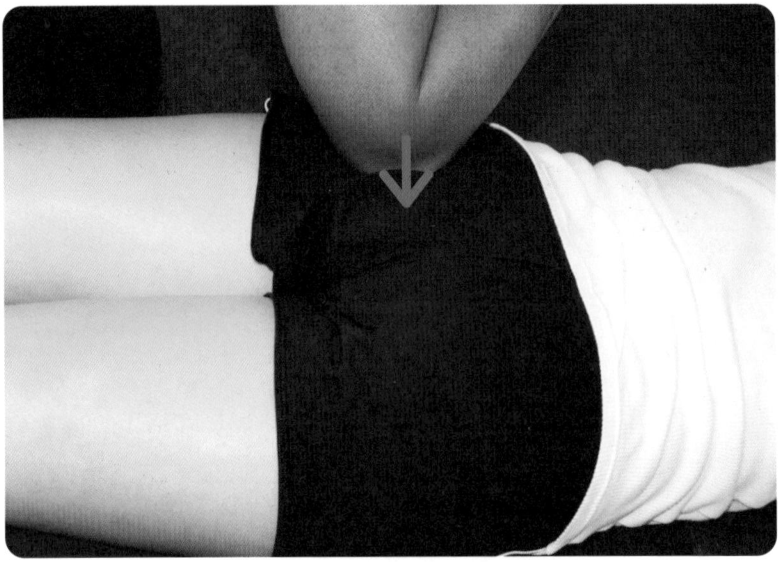

[사진 2-28]

[파트너가 스트레칭 해주기]

- [사진 2-29]와 같이 파트너가 환자의 다리를 굽힌 상태에서 한 손은 발을 잡고 다른 한 손은 무릎을 잡는다.
- 사진의 화살표에서 보듯이 발은 안쪽으로 무릎은 바깥쪽으로 그리고 다리 자체는 머리쪽으로 밀어올린다. 15~30초 동안 유지하며 5회 정도 실행한다.

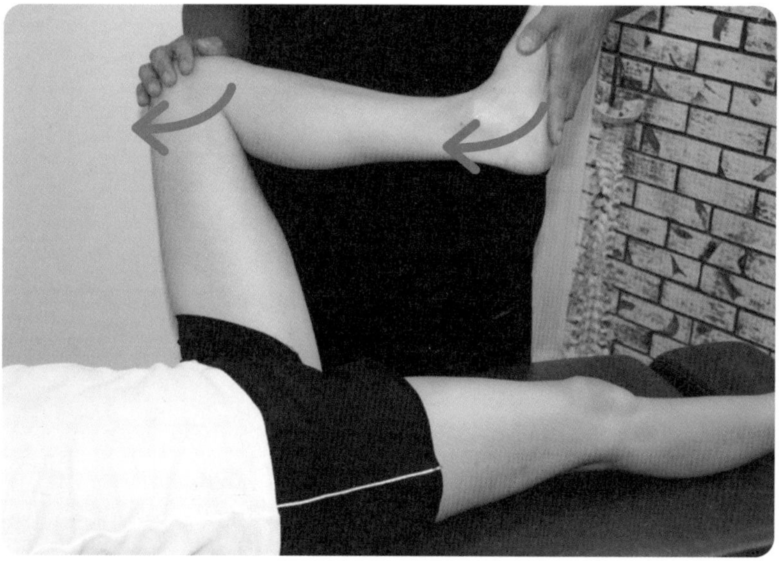

[사진 2-29]

중둔근 통증 운동치료

혼자하는 운동치료

[중둔근 근막 스트레칭]

- [사진 2-30]과 같이 아픈 쪽의 무릎을 편 채로 다리를 쭉 뻗어내린다. 이 상태를 30초~1분 동안 유지한다.

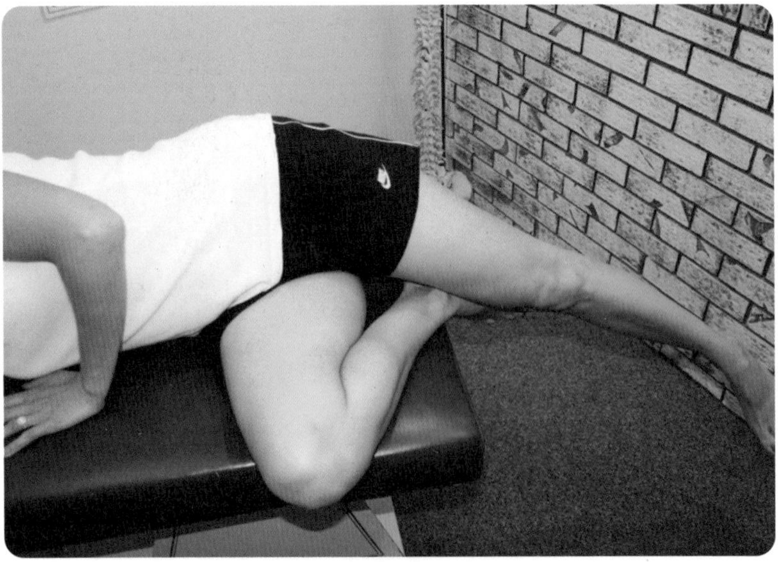

[사진 2-30]

[중둔근 근육 스트레칭]

- [사진 2-31]과 같이 다리를 최대한 뻗어내린다. 이때 무릎이 굽혀지지 않도록 주의한다.
- 위의 상태를 유지하면서 발가락이 바닥을 향하도록 최대한 안쪽으로 돌려준다.
- 이 자세를 15~30초 정도 유지하며 5회 정도 실행한다.

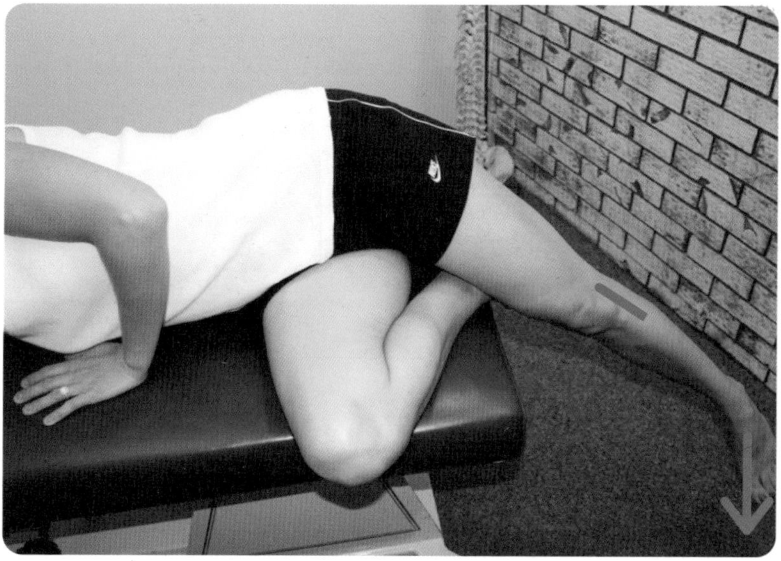

[사진 2-31]

[압통점 찾기와 치료]

- 환자가 [사진 2-32]와 같이 엎드린다.
- 환자 둔부의 바깥쪽 살이 많은 부분을 두 손을 포개어 깊숙이 눌러 본다.
- 같은 방식으로 주변 3~5cm 사이에 3~4개 포인트를 눌러본다.
- 환자가 압통을 호소하면 그곳이 중둔근의 압통점이다.

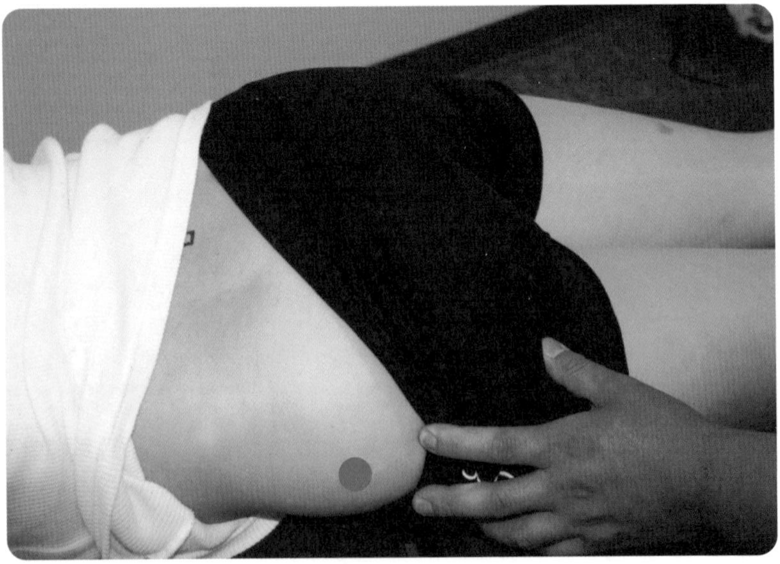

[사진 2-32]

• 치료는 [사진 2-33]과 같이 엄지손가락을 이용해 환자가 참을 수 있을 정도로 살며시 눌러 들어가서 30초간 유지하며 3~4회 실행한다.

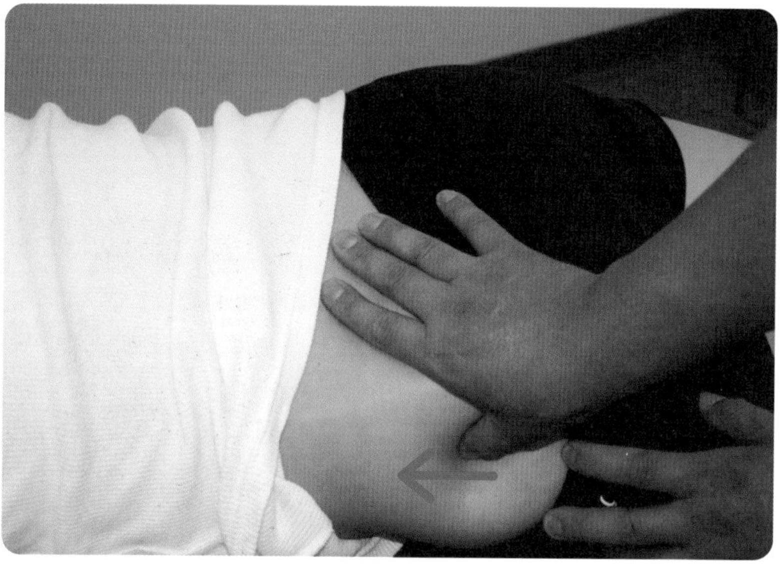

[사진 2-33]

• 또는 [사진 2-34, 35]와 같이 테니스공을 사용하면 쉽게 치료할 수 있다. 테니스공 사용시 1~2분간 자세를 유지한다.

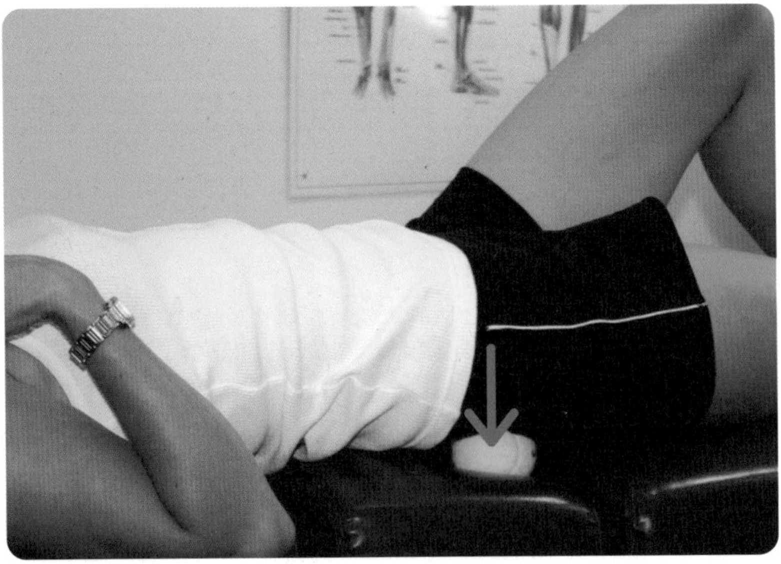

[사진 2-34]

잠깐! 요통상식

요통과 날씨 영향

각종 연구에 의하면 요통은 기후나 습도 변화 등을 동반하는 기압의 영향을 거의 받지 않는다고 한다. 그럼 왜 많은 사람들이 날씨 변화에 따른 통증의 강도 변화를 얘기하는 것일까? 필자는 날씨가 나빠지면 활동시간보다 앉아 있는 시간이 길어진다든가 하는 생활 패턴이 바뀌기 때문이라고 보고 있다.

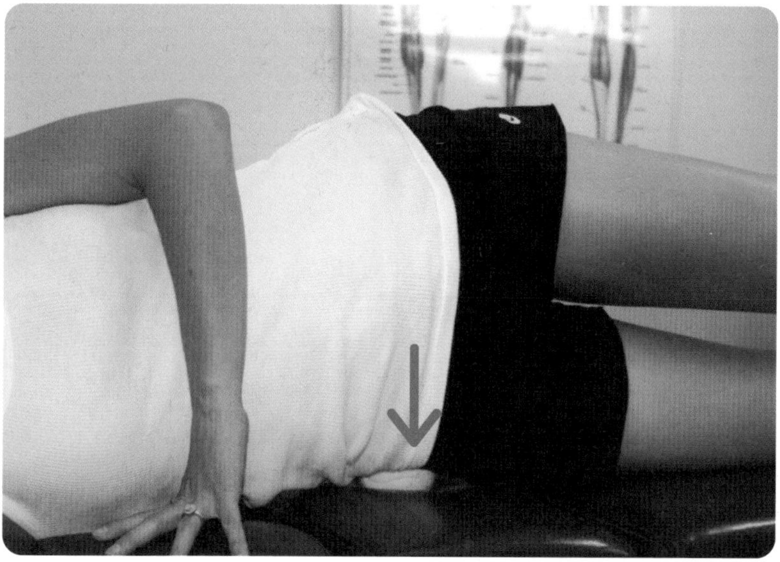

[사진 2-35]

[파트너가 스트레칭 해주기]

- [사진 2-36]과 같이 파트너가 환자의 아픈 쪽 골반을 잡은 상태에서 다른 손을 사용해 화살표의 방향으로 수평으로 스트레칭 해준다.
- 이때 환자의 무릎이 굽혀지지 않게 조심하고 이 자세를 15~30초 동안 유지하며 5회 정도 실행한다.

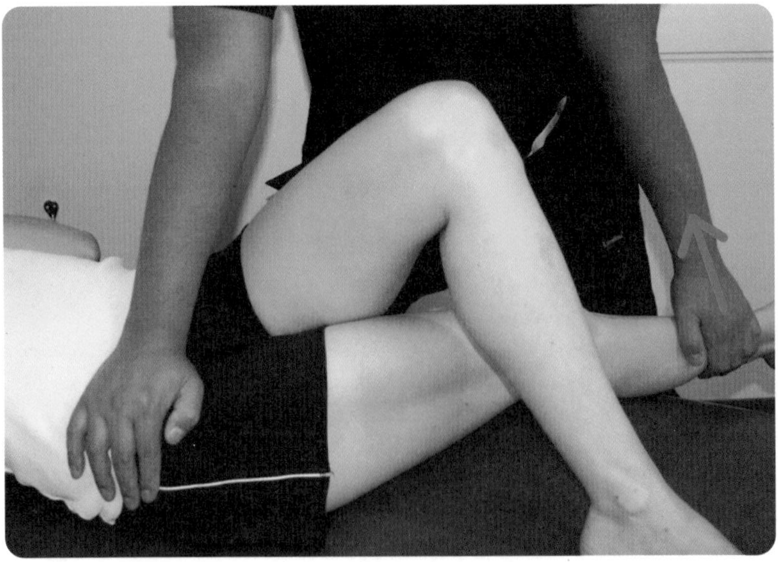

[사진 2-36]

소둔근 통증 운동치료

혼자하는 운동치료

[소둔근 근막 · 근육 스트레칭]

- [사진 2-37]과 같이 아픈 쪽 다리는 무릎을 펴고 아프지 않은 쪽 다리를 아프지 않은 쪽의 무릎과 정강이 사이에 올려 놓는다. 사진에서는 오른쪽이 아픈 쪽이고 왼쪽이 아프지 않은 쪽이다.

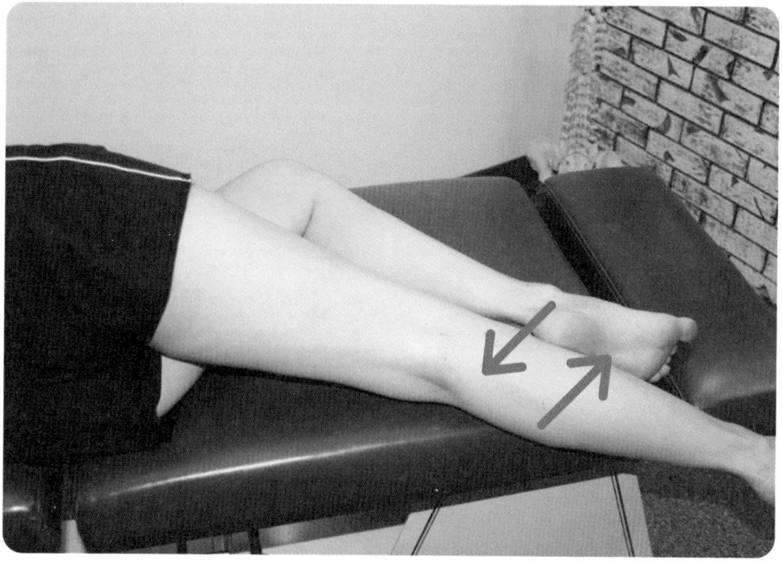

[사진 2-37]

- 아픈 쪽의 다리를 위로 살며시 (무릎을 편 채로) 올리고 이때 반대쪽 발을 이용해 반대로 내려준다. 즉 두 다리가 서로 반대 방향으로 힘을 주게 되는 것이다.
- 5초 정도를 이 상태로 힘을 주면서 유지하다가 [사진 2-38]과 같이 힘을 빼고 위에 올려진 다리를 이용해 바닥쪽으로 끝까지 밀어준다. 이때 환자는 아픈 쪽 다리의 골반 외측에 스트레칭을 느끼게 된다.
- 이 자세를 15~30초 정도 유지하며 5회 실행한다.

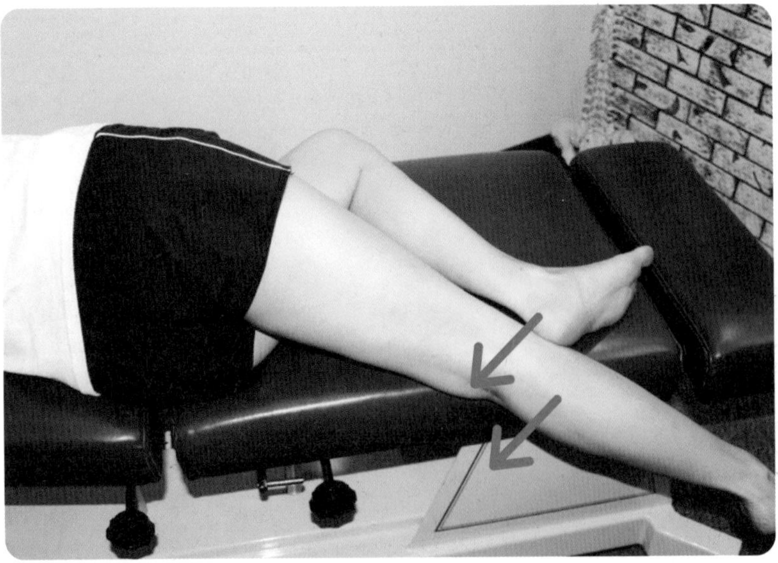

[사진 2-38]

함께하는 운동치료

[압통점 찾기와 치료]

- 환자가 [사진 2-39] 과 같이 엎드린다.
- 사진과 같이 둔부에서 다리로 연결되는 부분 외측을 손가락을 이용해 눌러 들어간다.
- 같은 방식으로 주변 3~5cm 사이에 3~4개 포인트를 눌러본다.
- 환자가 압통을 호소하면 그곳이 소둔근의 압통점이다.

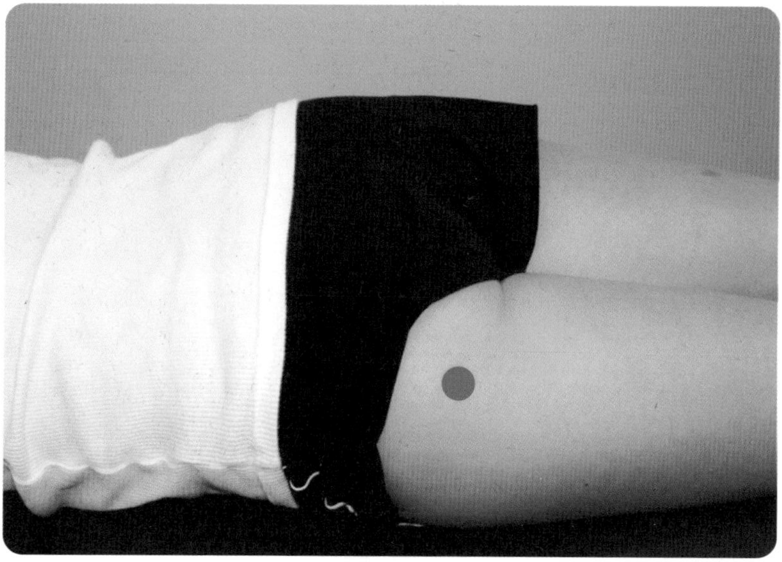

[사진 2-39]

- 치료는 [사진 2-40]과 같이 환자가 옆으로 누운 상태에서 엄지 손가락을 사용해서 압통점을 찾은 후 환자가 참을 수 있을 정도로 살며시 눌러 들어가서 3초간 3~4회 유지한다.
- 또는 [사진 2-41]과 같이 펜을 이용해 같은 방법으로 30초간 3~4회 유지한다.

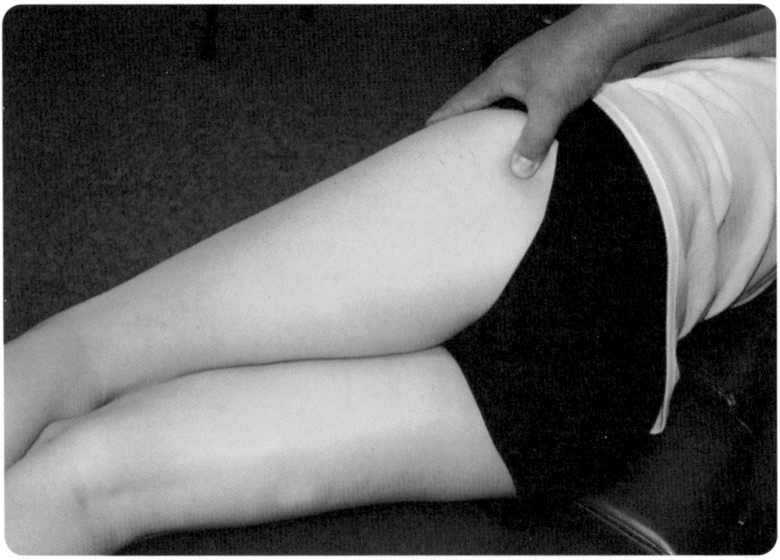

[사진 2-40]

잠깐! 요통상식

운동 후 스트레칭

헬스 센터에서나 동호회 등에서 운동을 정기적으로 하는 분들이 가장 많이 간과하는 부분이 바로 운동 후 스트레칭이다. 운동 후 몸 풀기인 Cool-down을 얘기하는 것인데, 최소한 5~10분간 운동 후 스트레칭을 하는 습관을 갖도록 하자. 운동 전보다 운동 후 스트레칭이 더 중요하다.

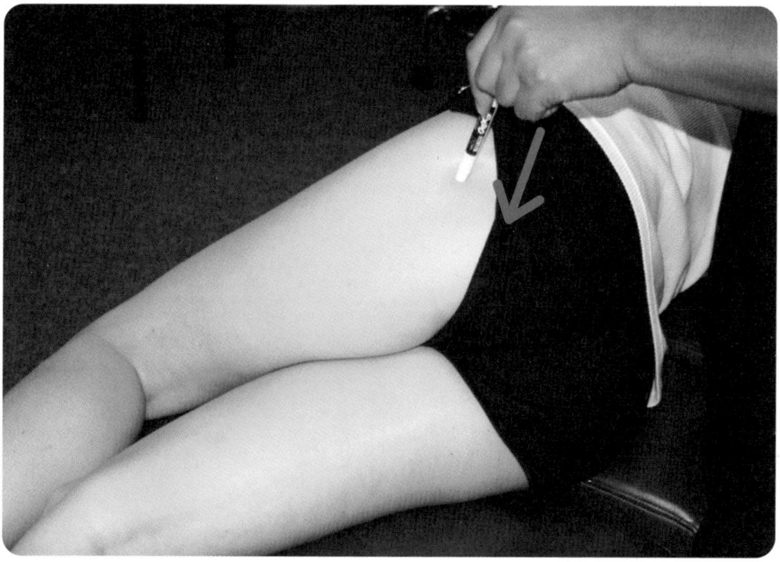

[사진 2-41]

이상근 통증 운동치료

혼자하는 운동치료

[이상근 근막 스트레칭]

- [사진 2-42]와 같이 아픈 쪽의 무릎을 굽혀서 아프지 않은 쪽의 다리 위로 가로질러 놓는다. 사진은 오른쪽이 아픈 쪽이다.
- 사진과 같이 한 손은 아픈 쪽의 무릎을 잡고 다른 쪽은 골반을 잡는다.

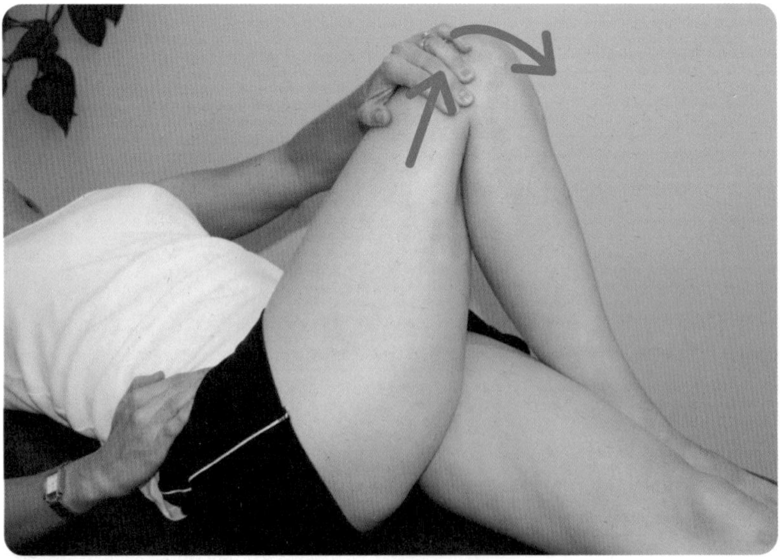

[사진 2-42]

- 사진과 같이 무릎을 잡은 손을 화살표 방향으로 서서히 잡아당긴다.
- 이때 아픈 쪽의 엉덩이가 들릴 정도로 잡아당기면 너무 많이 스트레칭 한 것이다. 이 자세를 30초~1분 정도 유지하며 10회 실행한다.

[이상근 근육 스트레칭]

- [사진 2-43]과 같이 아픈 쪽 다리를 아프지 않은 쪽의 다리에 포갠다.
- 사진과 같이 다리는 4자의 형태를 취하게 된다.
- 이때 두 손은 아프지 않은 다리의 무릎을 잡는다.
- 그리고 두 손을 이용해 아프지 않은 다리를 잡아당김으로써 아픈 쪽의 이상근을 스트레칭 하게 된다.
- 이 자세를 15~30초 정도 유지하며 5회 실행한다.

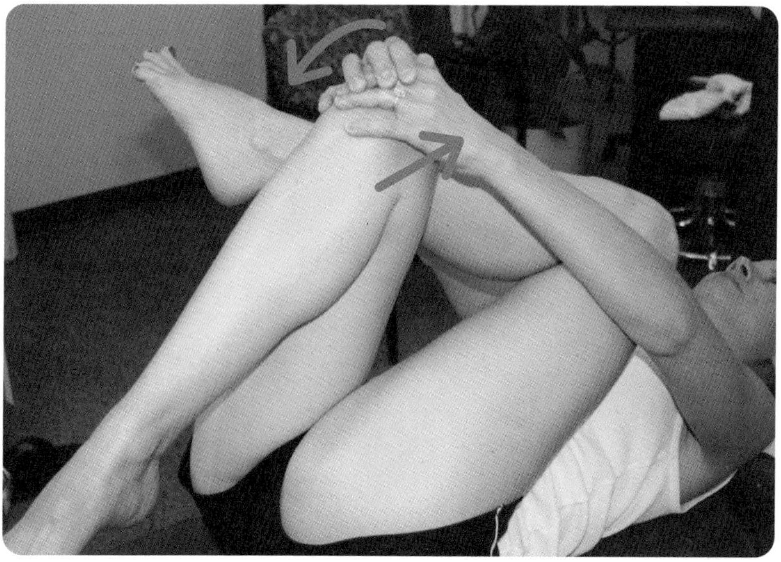

[사진 2-43]

[압통점 찾기와 치료]

- 환자가 [사진 2-44]와 같이 엎드린다.
- 사진과 같이 둔부를 4부분으로 나누었을 경우 정 중앙에서 바깥쪽으로 2cm 정도에 위치한다. 이 부분을 손을 포개고 손가락을 세운 채로 눌러 들어간다.
- 같은 방식으로 주변 1~2cm 사이에 3~4개 포인트를 눌러본다.
- 환자가 압통을 호소하면 그곳이 이상근의 압통점이다.
- 치료는 압통점을 찾은 후 [사진 2-45, 46]과 같이 팔꿈치를 이용해 서서히 눌러 들어간다.

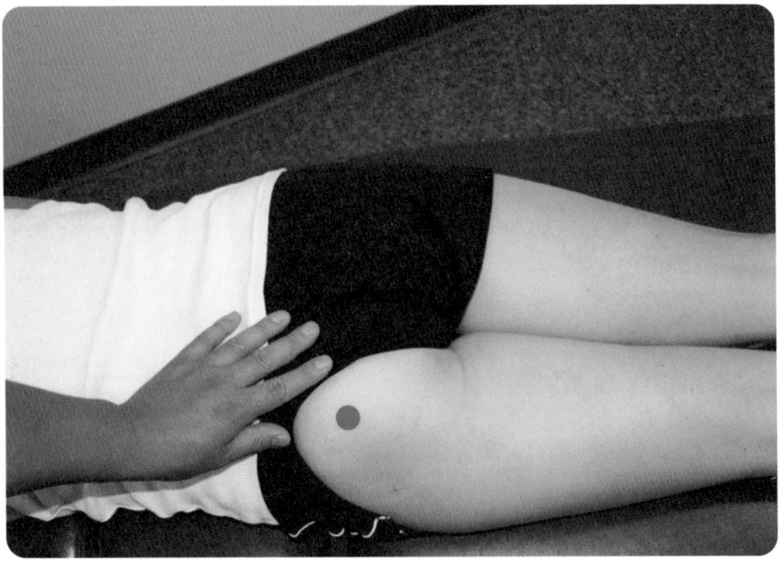

[사진 2-44]

잠깐! 요통상식

정형 도수 치료(manual therapy)

정형 도수 치료는 말 그대로 '손을 사용하는' 물리치료 기법 중 하나로 관절 · 연부조직, 신경계, 내장기 기능 이상의 역학적인 원인들을 손을 이용해 검사, 진단 및 치료하는 요법이다.
도수 치료는 통증 조절, 관절 신장성 증진, 잘못된 자세 교정, 동작 분석을 통한 관절 · 근육의 기능 이상 교정, 관절 영양 증진, 근육 이완, 디스크 탈출 정복 그리고 손을 통한 접촉에 따른 심리적 치유 등의 다양한 효과를 가져온다.
정형 도수 치료의 치료 기법으로는 도수 교정, 관절 가동술, 근 에너지 기법, 근막 이완술, 신경 가동술, 자세 이완 치료, 두개 천골 치료 요법, 내장기 조작술 등 많은 기법들이 있다.

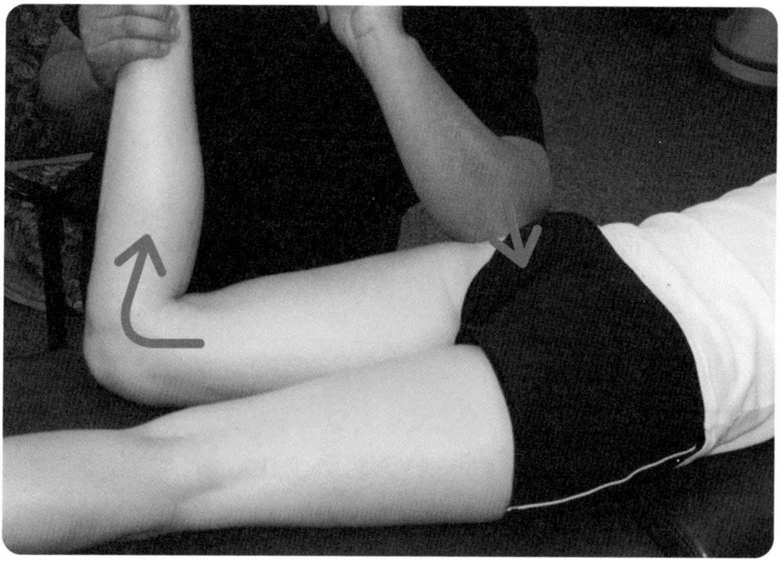

[사진 2-45]

- 이때 [사진 2-45, 46, 47]에서 보여지듯 파트너는 다른 한 손을 이용해 다리는 아주 서서히 바깥쪽으로 잡아당겨준다.
- 환자가 참을 수 있을 정도로 살며시 눌러 들어가서 30초 정도 유지하며 3~4회 실행한다.
- 이때 다리를 당기는 쪽은 아주 서서히 잡아당기고 환자가 통증을 느끼기 전까지만 당긴다. 빠르게 잡아당겨 환자가 통증을 호소할 정도가 되면 오히려 악화시킬 수 있는 경우가 높은 근육이다.

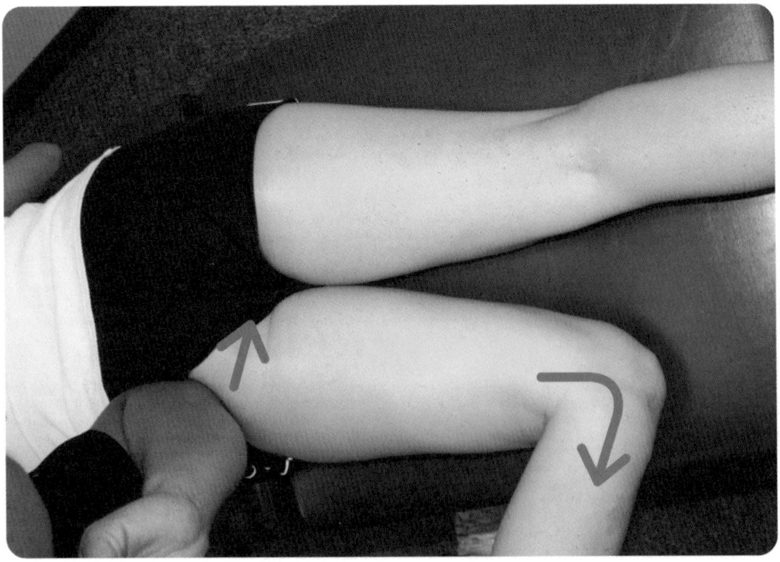

[사진 2-46]

잠깐! 요통상식

추간판탈출증의 주요 발생 부위와 징후

허리에서의 추간판탈출증은 대부분 4번, 5번 요추 및 5번 요추와 천추 사이에서 발생한다. 그 이유는 이 부분이 가장 운동성이 크기 때문이다.
징후는 발끝으로 걷기나 발뒤꿈치로 걷기를 실행해 보면 한쪽 다리에서 현저하게 힘이 떨어져 걷기가 힘들어진다. 또 바로 누워서 무릎을 편 채로 다리를 위로 들어 올릴 경우 추간판탈출증이 있는 쪽의 허리와 다리에 심한 통증이 느껴진다.

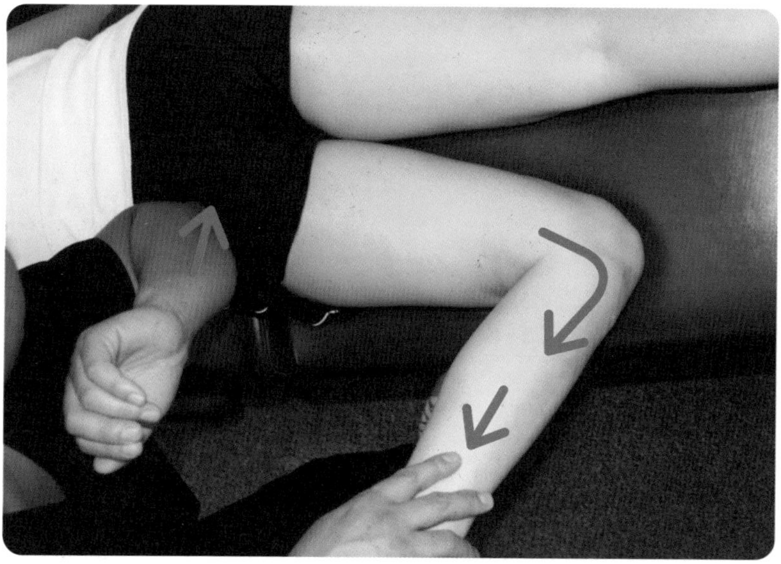

[사진 2-47]

- [사진 2-48]과 같이 파트너가 환자의 다리를 굽힌 상태에서 한 손은 발을 잡고 다른 한 손은 무릎을 잡는다.
- 사진의 화살표에서 보듯이 발을 안쪽으로 서서히 밀어준다. 이때 아주 서서히 실행한다. 15~30초 동안 유지하는 것을 5회 정도 실행한다.

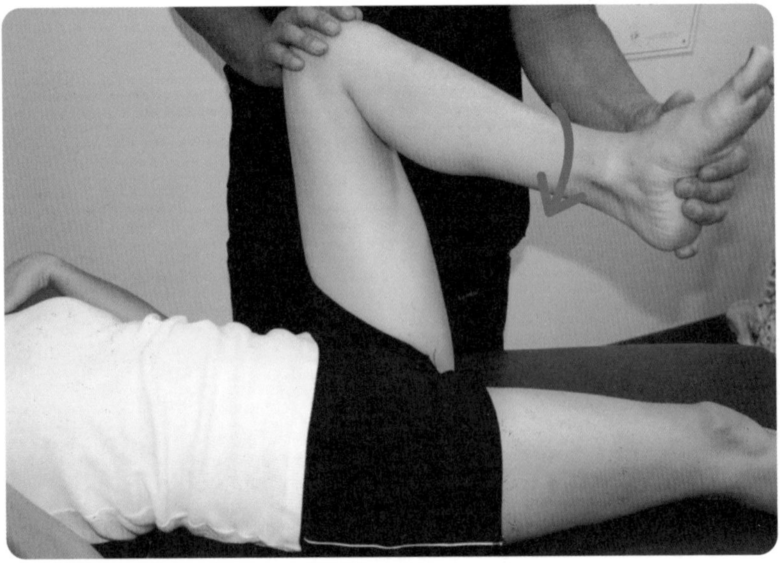

[사진 2-48]

복직근 통증 운동치료

혼자하는 운동치료

[복직근 근막 · 근육 스트레칭]

- [사진 2-49, 50]과 같이 엎드린 상태에서 시작한다.
- 양 팔을 이용해 사진과 같이 상체를 들어올려 복직근을 스트레칭 한다.

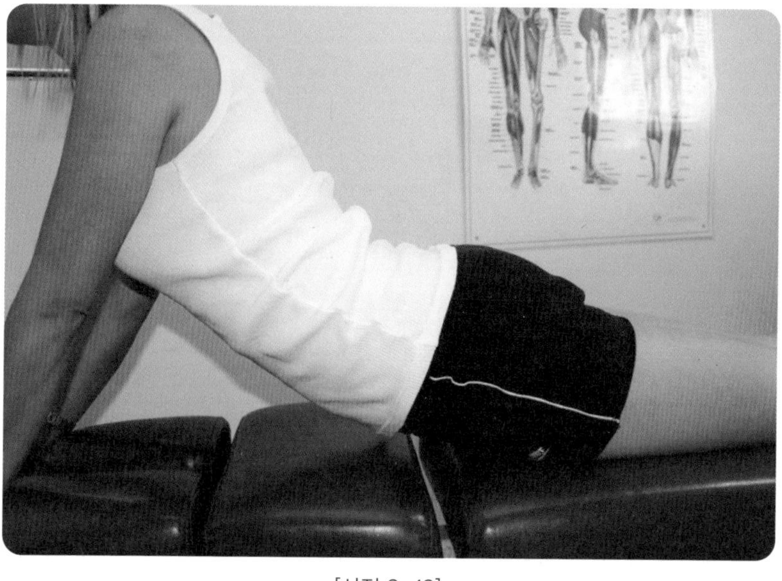

[사진 2-49]

• 이 자세를 15~30초 동안 유지하며 5회 정도 반복한다.

잠깐! 요통상식

요통 환자들이 말하는 주요 요통 원인

• 무거운 물건 들기
• 무거운 물건 든 채 허리 틀기
• 진동하는 물건 작동하기
• 오래 앉아 있기
• 교통사고 / 넘어지기

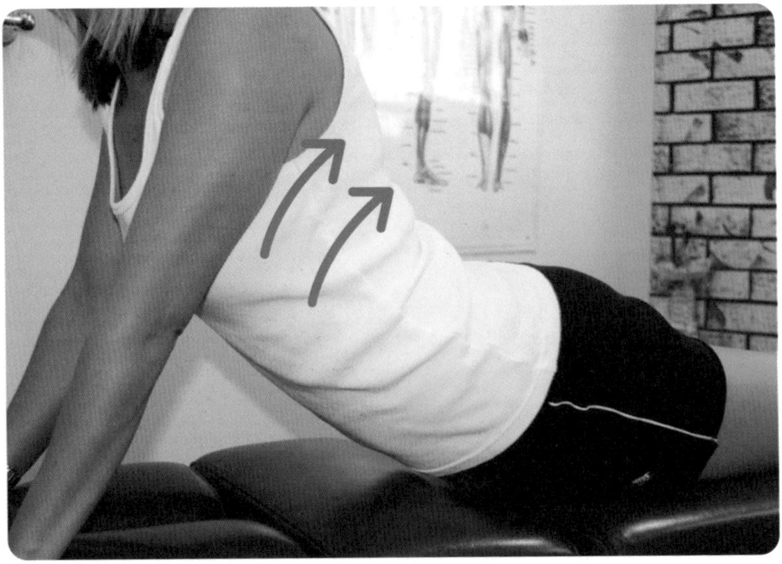

[사진 2-50]

함께하는 운동치료

[압통점 찾기와 치료]

- 환자가 [사진 2-51]과 같이 눕는다.
- 사진에서와 같이 몸을 양쪽으로 나누는 가상의 선에서 1~2cm 옆쪽으로 손으로 눌러서 압통점을 찾는다.

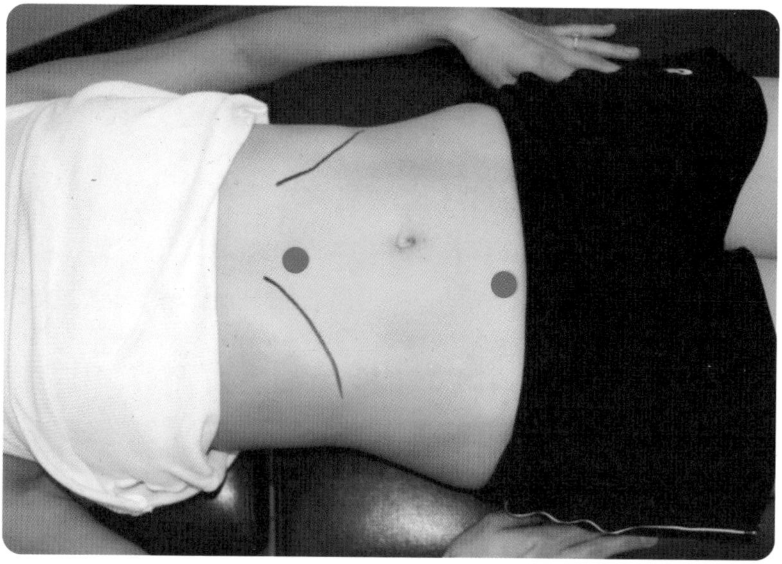

[사진 2-51]

- 압통점을 찾을 때의 손의 자세는 [사진 2-52]와 같이 3, 4번째 손가락을 세워서 사용한다.
- 같은 방식으로 반대쪽도 확인한다.
- 환자가 압통을 호소하면 그곳이 복직근 압통점이다.
- 복직근의 압통점은 사진과 같이 위와 아래 하나씩 나올 수가 있고 반대쪽도 마찬가지이다.

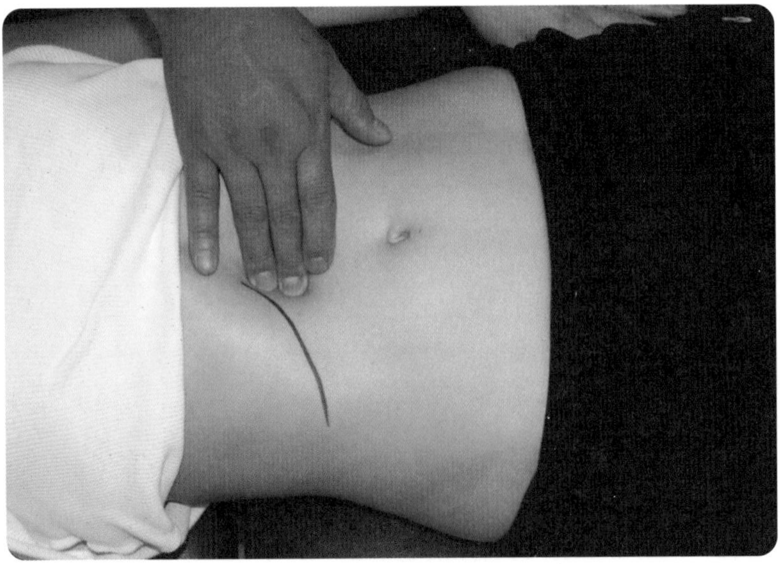

[사진 2-52]

- 치료는 [사진 2-53]과 같이 손가락을 세운 채 두 손을 포개서 압통점을 슬며시 눌러 들어간다. 이때 아주 서서히 눌러 들어가야 한다. 환자가 참을 수 있을 정도로 살며시 눌러 들어가서 30초간 유지하며, 3~4회 실행한다.
- 압통점 치료는 압통이 나타나는 모든 포인트를 사진과 같은 방법으로 실행한다.

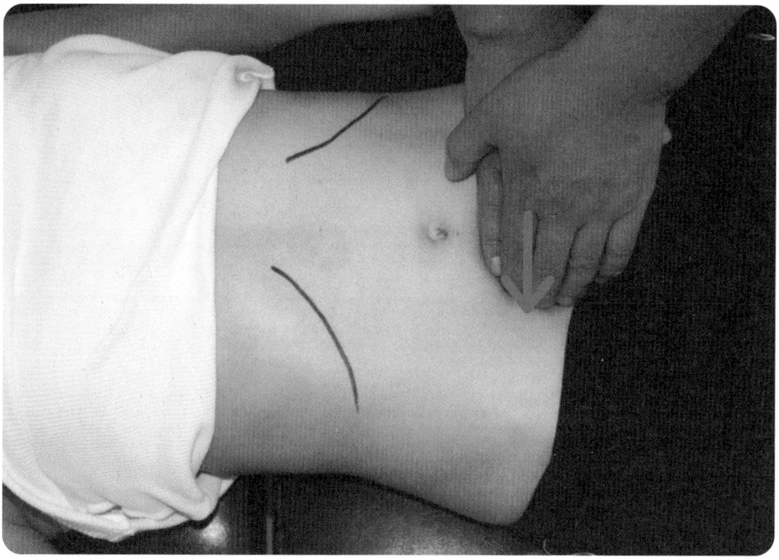

[사진 2-53]

• 또는 [사진 2-54]와 같이 펜을 사용해서 눌러주는 것도 아주 좋은 치료 방법이다.

잠깐! 요통상식

요통의 역학적인 원인의 빈도 발생

- 허리 염좌('삐끗')로 인한 인대나 근육 손상 : 70%
- 노화에 의한 관절, 디스크의 척추퇴행성 변화 : 10%
- 추간판탈출증 : 4%
- 골다공증으로 인한 척추 골절 : 4%
- 척추협착증 : 3% / 기타 : 1% 미만

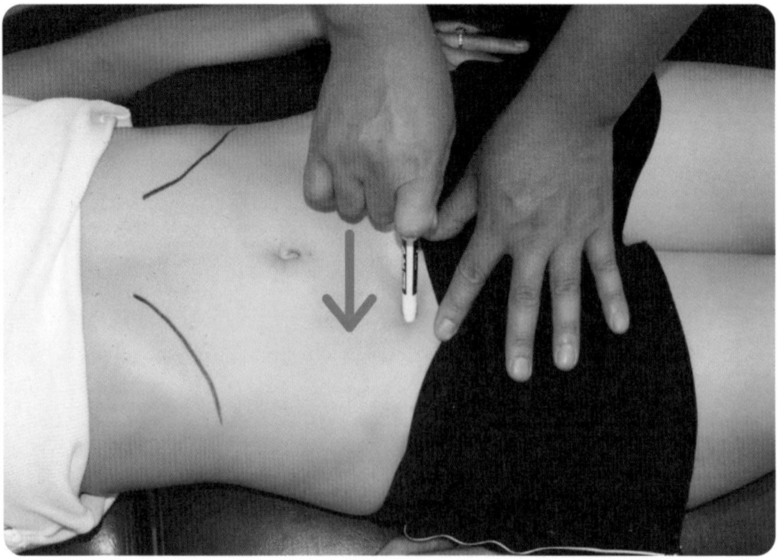

[사진 2-54]

장요근 통증 운동치료

혼자하는 운동치료

[장요근 근막 · 근육 스트레칭]

- [사진 2-55]와 같이 아픈 쪽의 무릎을 포개어 놓은 수건 위에 올린 채 시작한다.
- 반대쪽 다리를 앞으로 내어서 무릎을 굽히고 두 손을 올려 놓는다.

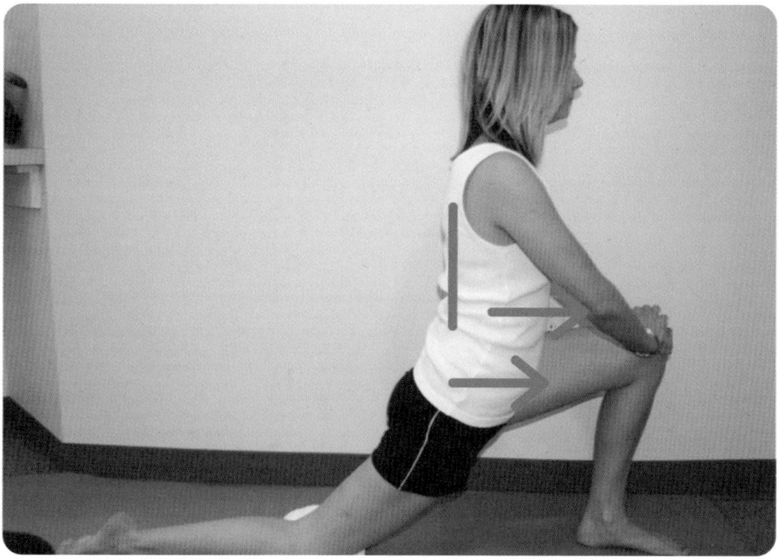

[사진 2-55]

- 사진과 같이 자세를 유지하면서 상체를 앞으로 밀어주면 장요근을 스트레칭 할 수 있다.
- 이 자세를 15~30초 정도 유지하며 5회 정도 실행한다.

장요근에 대한 '함께하는 운동치료'는 일반인이 하기에 쉽지 않은 관계로 이 책에서 설명하지 않기로 한다. 하지만 위에서 설명한 스트레칭 방법만으로도 충분히 장요근 통증 패턴을 치료할 수 있다.

잠깐! 요통상식

요통 방지 생활습관

- 항상 무릎을 굽혀서 물건을 들어 올려라.
- 무거운 물건을 들 때는 절대 허리 이상 들어 올리지 마라.
- 자기가 들 수 있는 무게보다 무거운 것을 들려고 시도도 하지 마라.
- 푹신푹신한 의자에 앉는 버릇을 버려라. 딱딱한 의자에 적응하라.
- 오래 앉을 경우 다리를 번갈아 꼬아서 허리를 쉬게 하라. 이때 허리는 직각에 가깝게 한다.
- 갑작스런 동작을 피하라. 특히 물건을 든 채 갑자기 허리를 트는 동작을 피하라.
- 장거리 운전시에는 허리 뒤에 수건을 말아서 받치도록 한다.
- 하이 힐을 경계하라. 보기에는 좋지만 허리에는 치명적이다.
- 주변의 '이웃 닥터' 들을 믿지 마라. 반드시 전문가들과 상의하라.

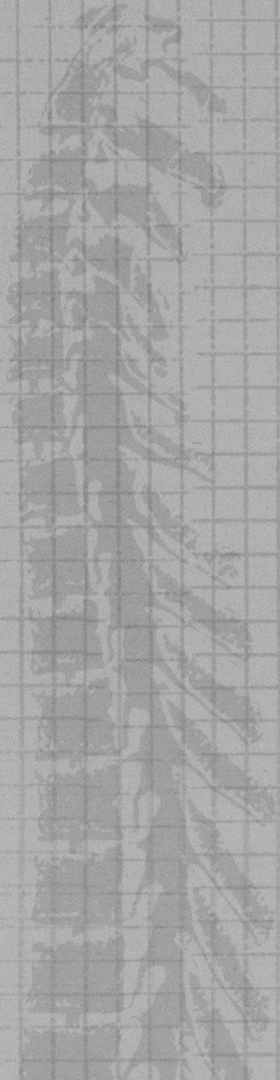

Part 3

2일차 운동치료 요법

스트레칭과 간단한 능동 관절운동 요법 중
쉽게 따라 할 수 있는 운동들을 소개한다.
1일차 통증 패턴에 따른 운동치료 요법을
실행한 다음 날부터 실행한다.

Backache Relief in Three Days

혼자하는 운동 요법 ❶

- [사진 3-1]과 같이 의자 가장자리에 앉아서 두 다리를 벌린다.
- 두 팔을 다리 사이로 넣으면서 사진과 같이 등 근육을 스트레칭 한다.
- 이 자세를 15~30초 동안 유지하는 것을 5회 실행한다.

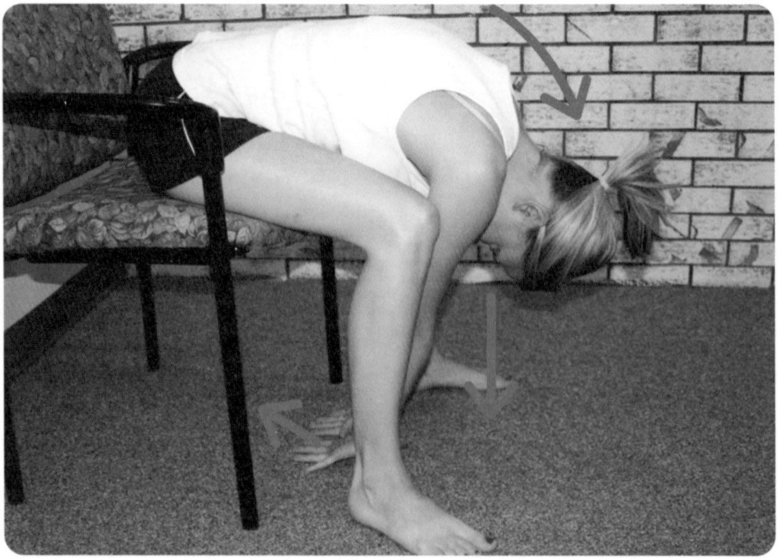

[사진 3-1]

혼자하는 운동 요법 ❷

- [사진 3-2] 와 같이 의자 가장자리에 앉는다.
- 두 다리를 모으고 두 손을 두 발 위에 가까이 위치하게 내려놓는다.
- 이때 등 근육과 목을 같이 숙여 스트레칭 해준다.
- 이 자세를 15~30초 동안 유지하는 것을 5회 실행한다.

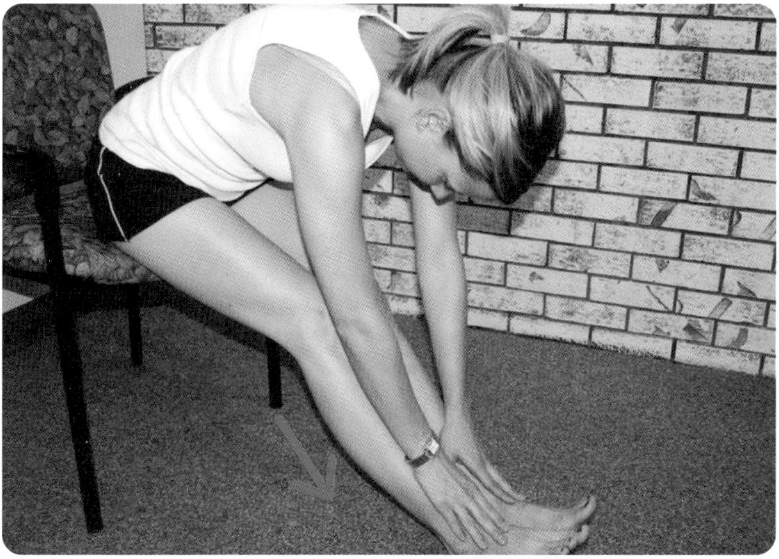

[사진 3-2]

혼자하는 운동 요법 ❸

- [사진 3-3, 4]와 같이 두 무릎을 꿇고 앉는다.
- 두 팔을 사진과 같이 앞으로 쭉 편 채 한쪽으로 스트레칭 한다.

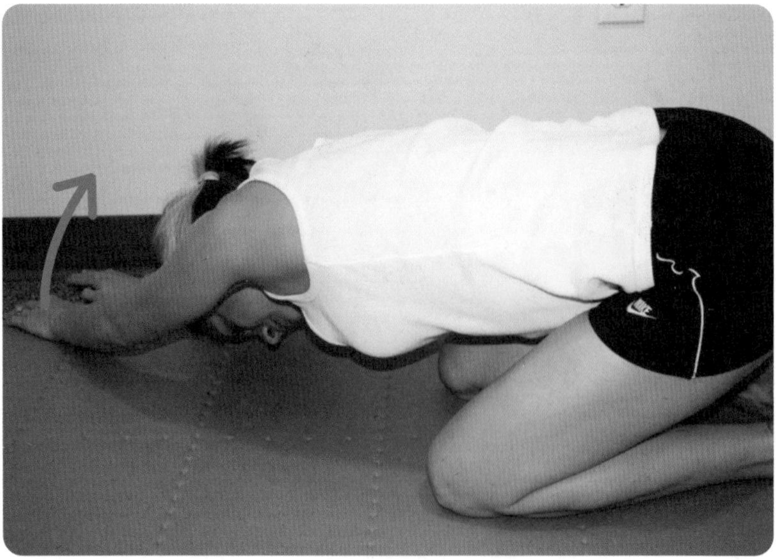

[사진 3-3]

- 양쪽으로 모두 실행한다.
- 이 자세를 15~30초 동안 유지하는 것을 5회 실행한다.

잠깐! 요통상식

냉찜질, 온찜질?

허리를 삐끗해서 아플 경우 보통 손상 3일까지는 냉찜질을 해서 통증과 염증, 부종을 낮추는 것이 정석이며, 이후에는 냉찜질이나 온찜질 어떤 것을 사용해도 좋다. 하지만 필자의 임상 경험으로는 냉찜질이 효과가 더 좋다고 생각한다.

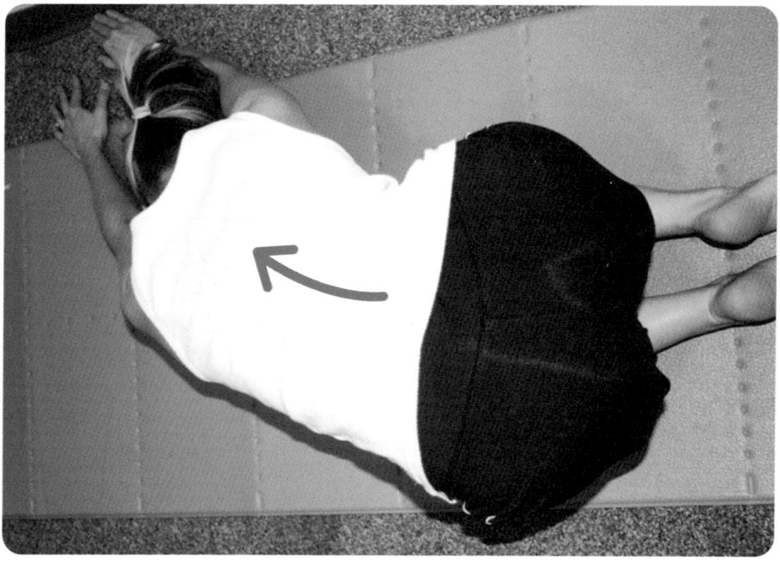

[사진 3-4]

혼자하는 운동 요법 ❹

- [사진 3-5]와 같이 네 발 기기 자세를 취한다.
- 이때 배를 살짝 집어넣는다. 이 자세를 유지한 채 운동을 실행한다.

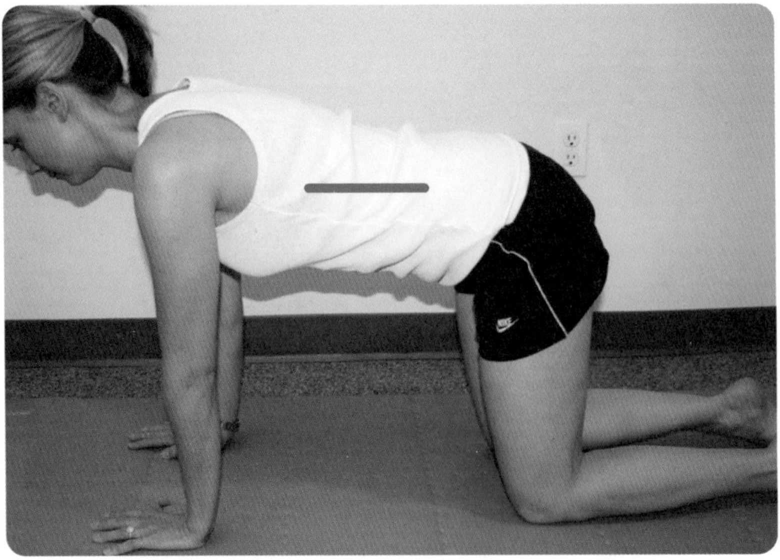

[사진 3-5]

• [사진 3-6]과 같이 고개를 숙여 배를 보면서 척추를 둥글게 말아올린다. 이때 팔꿈치가 구부러지지 않게 주의한다.

잠깐! 요통상식

전기치료기, 초음파를 이용한 요통 치료

최근 다양한 종류의 전기치료기나 초음파치료기 같은 치료 기구들이 판매되고 있다. 연구에 따르면 이러한 기구들의 요통 치료에 대한 효과는 매우 제한적이고 단기간 효과만 발생한다고 한다.

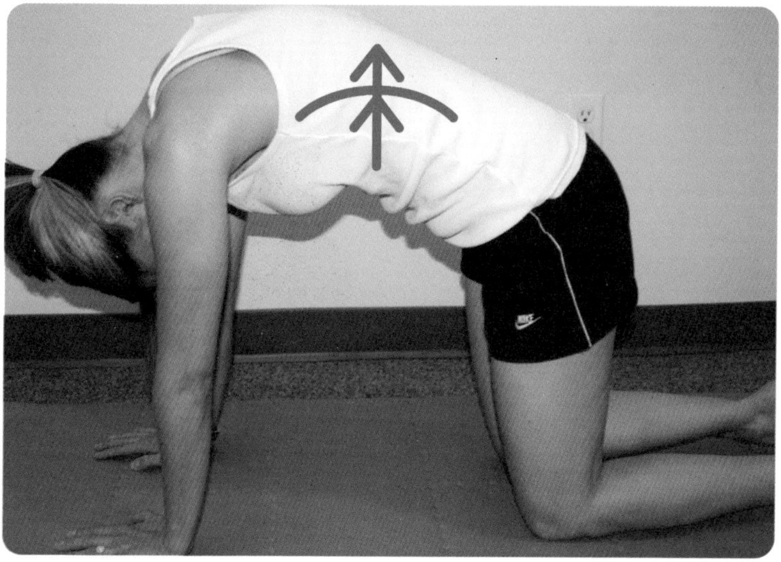

[사진 3-6]

- 그러고 나서 [사진 3-7]과 같이 머리를 들어 천장을 보듯이 하면서 척추는 [사진 3-6]과 반대 방향으로 구부려내린다.
- 이 동작들을 5초 정도 유지하며, 5회씩 실행한다.

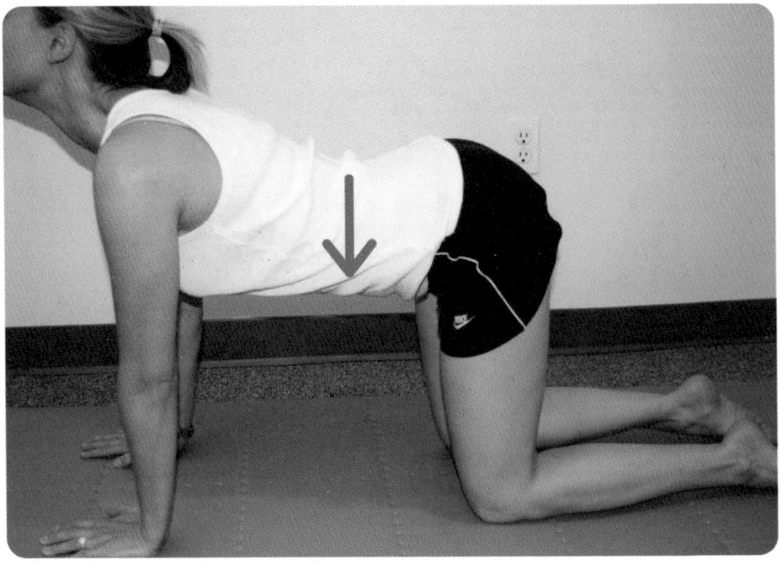

[사진 3-7]

혼자하는 운동 요법 ❺

- [사진 3-8]과 같이 네 발 기기 자세를 취한다.

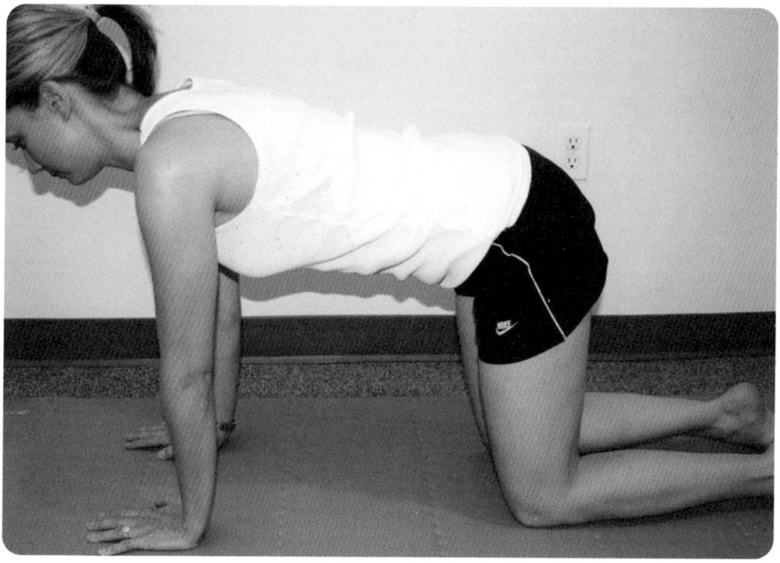

[사진 3-8]

• [사진 3-9]와 같이 고개를 왼쪽으로 돌리면서 엉덩이도 왼쪽으로 밀어 넣는다.

잠깐! 요통상식

급성 요통 / 만성 요통

급성 요통(보통 요통이 발생한 지 12주 이내)을 경험한 사람들의 50%가 직장에서나 일상생활 도중에 다시 통증을 느끼게 된다. 그리고 급성 요통을 경험한 사람의 50% 이상이 만성 요통(통증이 12주 이상 지속)으로 진행하게 된다.

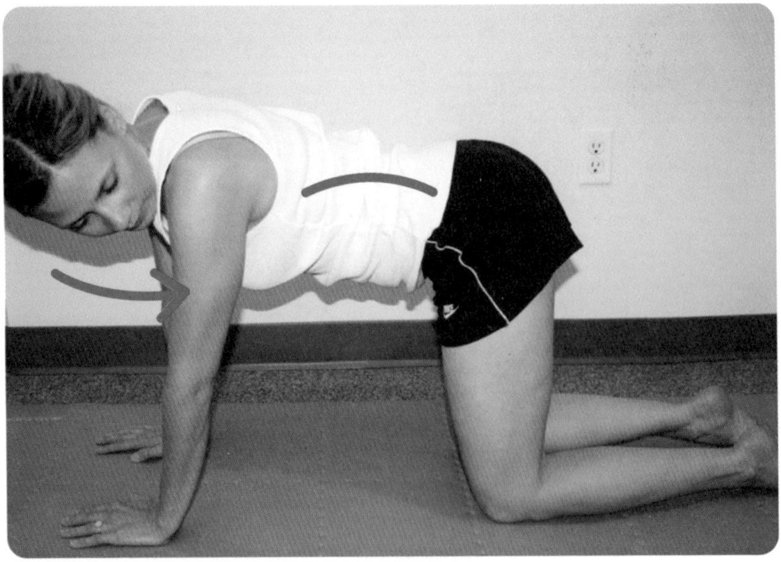

[사진 3-9]

• 그러고 나서 [사진 3-10]과 같이 반대쪽으로 실행한다.

• 이 동작들을 5초씩 유지하면서 5회 실행한다.

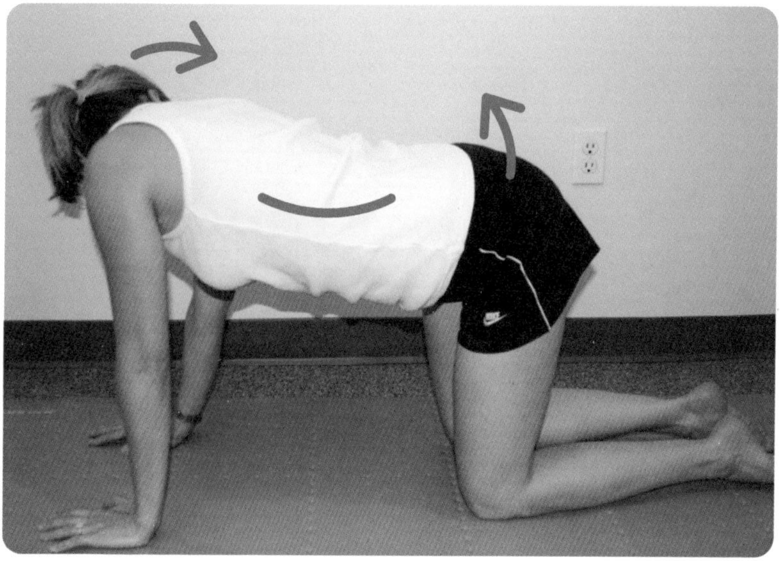

[사진 3-10]

혼자하는 운동 요법 ❻

- [사진 3-11]과 같이 누워서 무릎을 감싸서 잡는다.
- 무릎을 천천히 가슴쪽으로 당긴다.
- 이 동작을 15~30초 동안 유지한다.

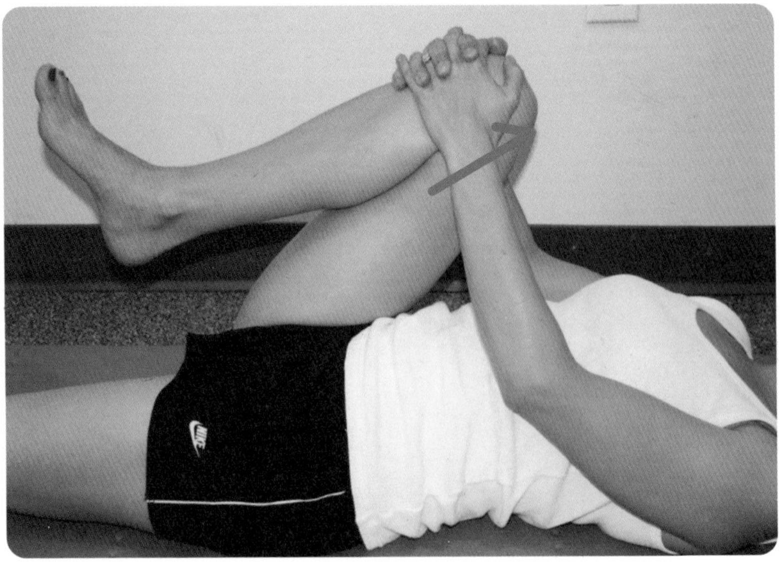

[사진 3-11]

- 그러고 나서 [사진 3-12]와 같이 반대쪽으로 무릎을 민 후 이 동작을 15초 유지한다.
- 이 두 자세를 5회씩 실행한다.
- 양쪽을 모두 실행한다.
- 무릎 통증이나 관절염이 있는 경우 손을 무릎 뒤쪽 오금쪽으로 넣어서 실행한다.

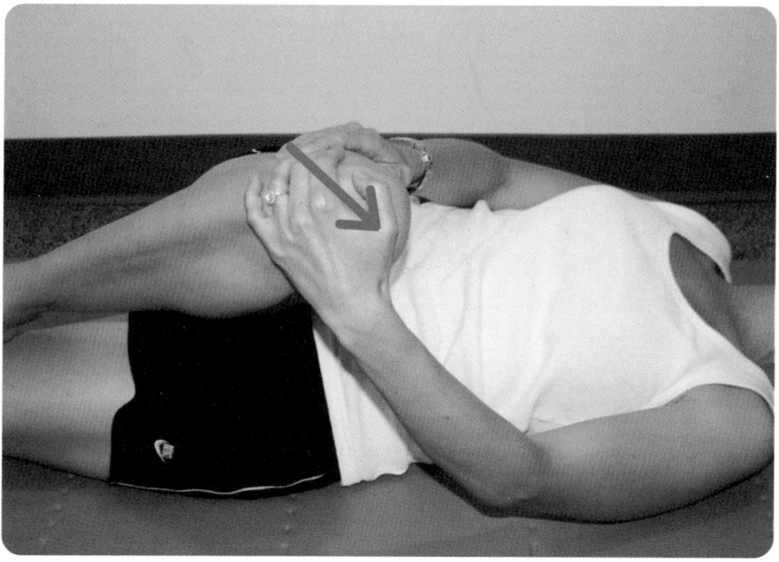

[사진 3-12]

혼자하는 운동 요법 ❼

- [사진 3-13]과 같이 일어서서 두 팔을 올린다.
- 손을 반대쪽 팔꿈치에 올려놓는다.

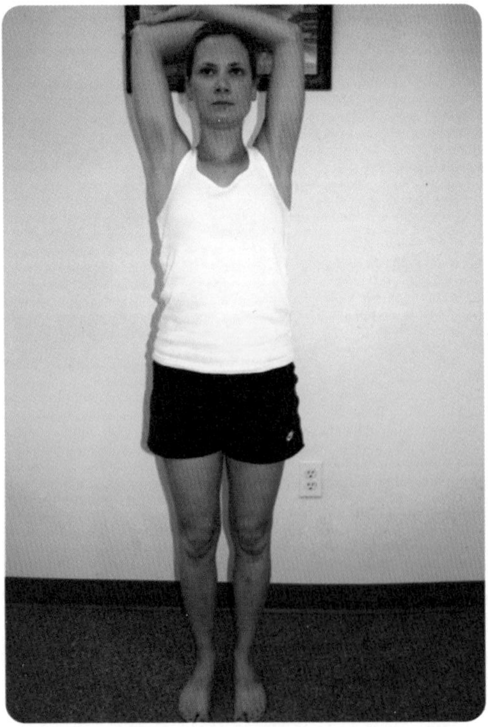

[사진 3-13]

- [사진 3-14]와 같이 한쪽으로 몸을 구부린다.
- 이 자세를 15~30초 동안 유지하는 것을 5회 실행한다.
- 양쪽으로 실행한다.

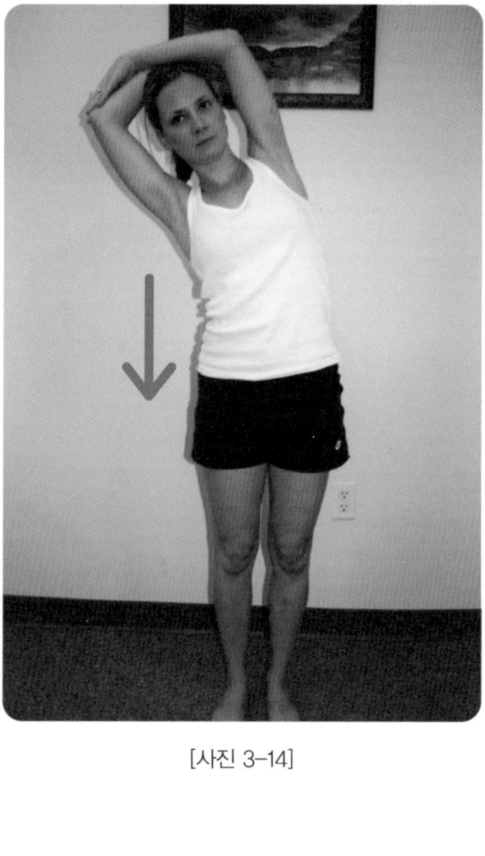

[사진 3-14]

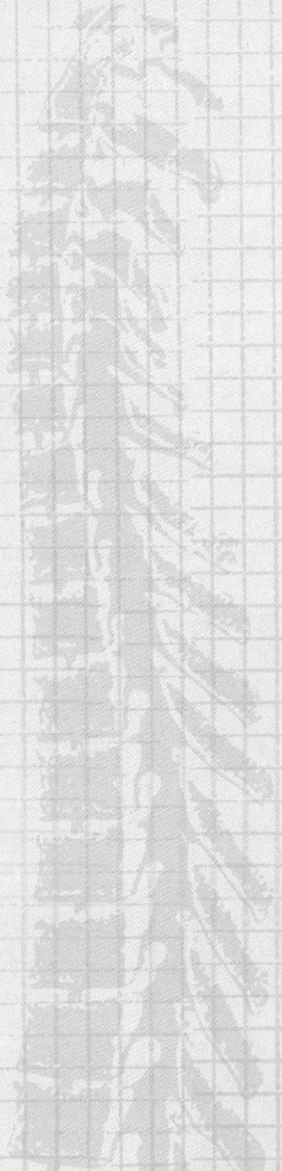

Part 4

3일차
운동치료 요법

3일차 운동치료 요법은 가벼운
강화 운동과 안정화 운동 중 일반인들이
따라 하기 쉬운 운동 요법들로 구성되었다.

Backache
Relief in Three Days

혼자하는 운동 요법 ❶

- [사진 4-1]과 같이 왼손을 이용해 왼쪽 발목 바깥쪽에 놓는다. 이때 허리와 등은 최대한 편 채로 실행하며 5초간 유지한다.

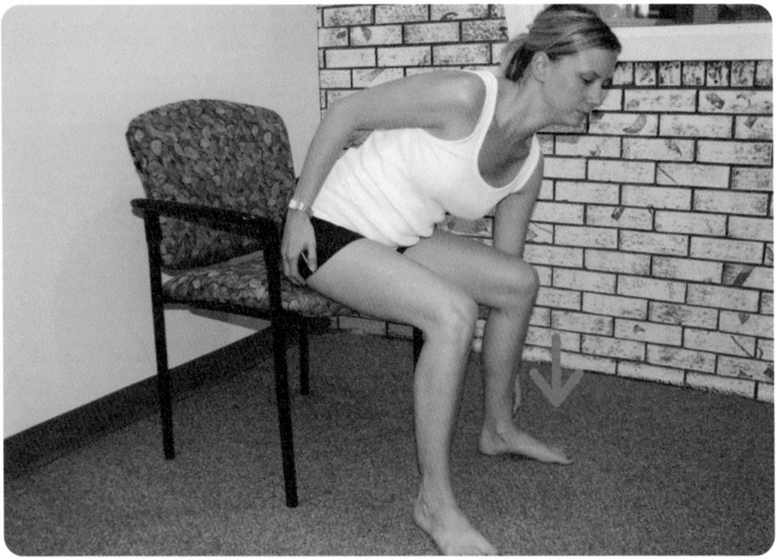

[사진 4-1]

• [사진 4-2]와 같이 허리를 펴면서 목을 뒤로 젖힌다. 이때 허리와 등은 곧게 펴고 배를 살짝 집어넣은 채로 이 운동을 실행하며 5초간 유지한다.

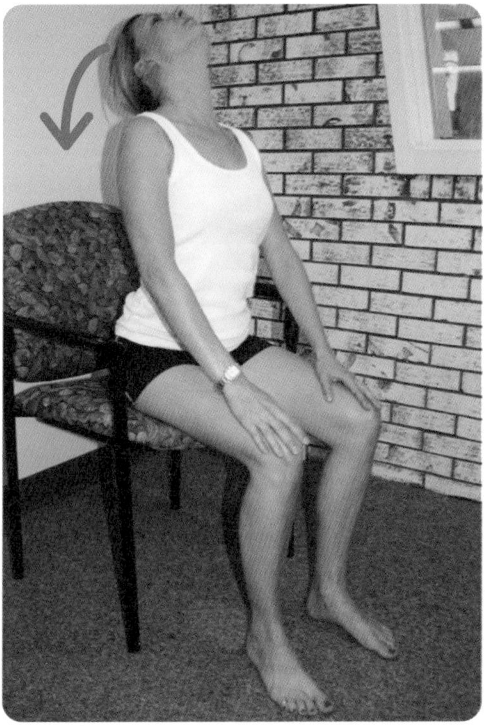

[사진 4-2]

• [사진 4-3]과 같이 왼손을 왼쪽 발목 안쪽에 놓는다. 역시 허리와 등은 편 상태로 실행하며 5초간 유지한다.

잠깐! 요통상식

여성은 근육량 감소로, 남성은 체중부하로 요통 발생

최근 한 조사결과 여성은 저체중이 과체중보다 요통 및 척추질환의 위험이 높고, 남성은 과체중이 저체중보다 위험한 것으로 나타났다. 여성의 경우 무리한 다이어트 등으로 근육량 감소가, 남성의 경우 근육량 부족보다는 체중부하 그 자체가 요통 발생의 큰 요인으로 작용한 것으로 분석되었다.

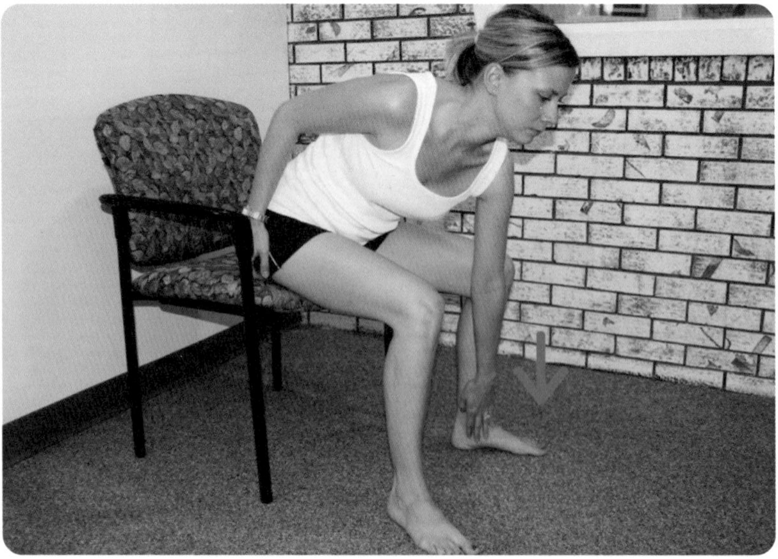

[사진 4-3]

• 다시 [사진 4-4]와 같이 허리를 펴면서 목을 뒤로 젖힌다.

• 이 자세를 5초간 유지한다.

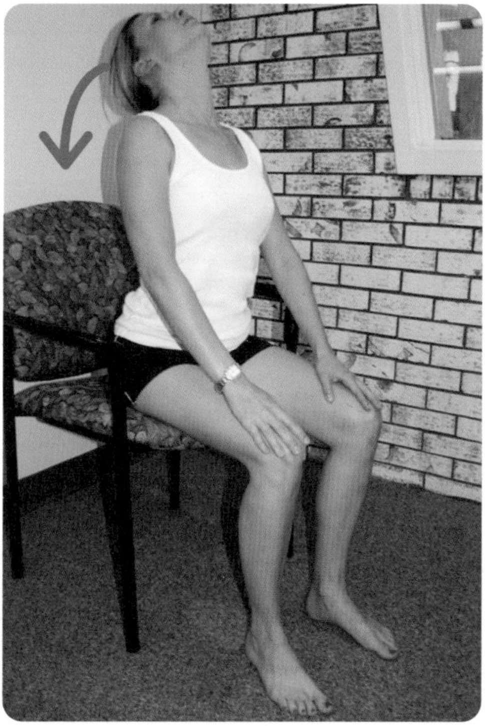

[사진 4-4]

• [사진 4-5]와 같이 왼쪽 손을 오른쪽 발목에 놓는다. 5초간 유지한다.

잠깐! 요통상식

요통 환자의 운동

요통이 있다는 이유로 활동을 평소와 달리 자제하게 되면 장기적으로는 요통의 회복이 느리게 된다. 물론 재 손상을 일으킬 정도의 격한 운동을 피하는 것은 당연하다. 급성 요통의 경우에는 하루나 이틀 정도 누워서 안정을 취해야 한다. 하지만 이때도 자주 일어나서 걸어줘야 회복이 빨라진다.

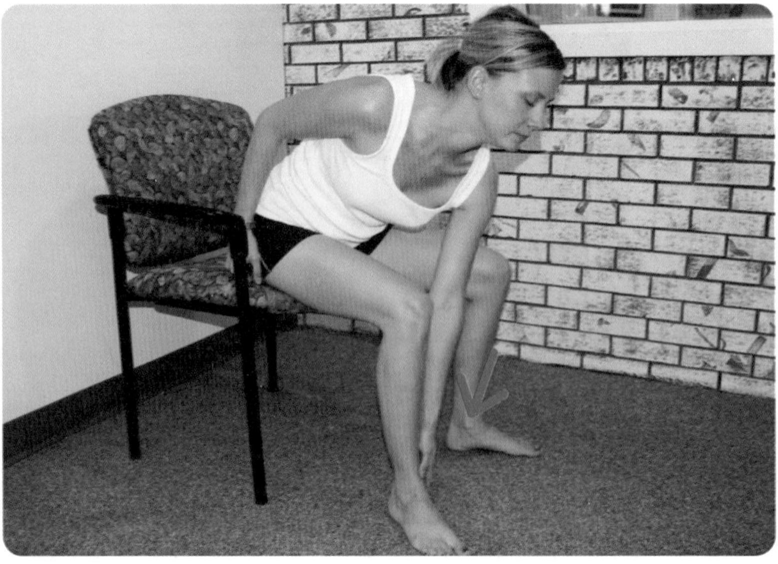

[사진 4-5]

• 다시 [사진 4-6]과 같이 허리를 펴며 목을 뒤로 젖힌다.

• 5초간 유지한다.

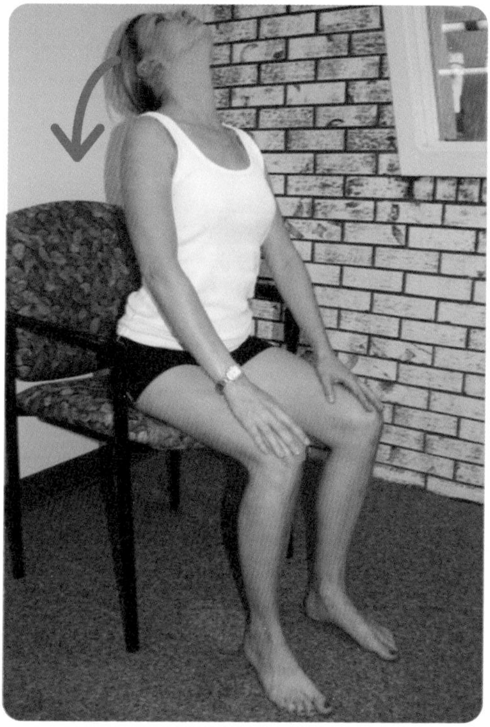

[사진 4-6]

• [사진 4-7]과 같이 왼손을 오른쪽 발목 바깥쪽에 놓는다.

• 5초간 유지한다.

• 그리고 오른손을 이용해 [사진 4-1~7]과 같은 동작을 되풀이 한다.

• 끝으로 위의 운동(왼손+오른손)을 각각 5회씩 실행한다.

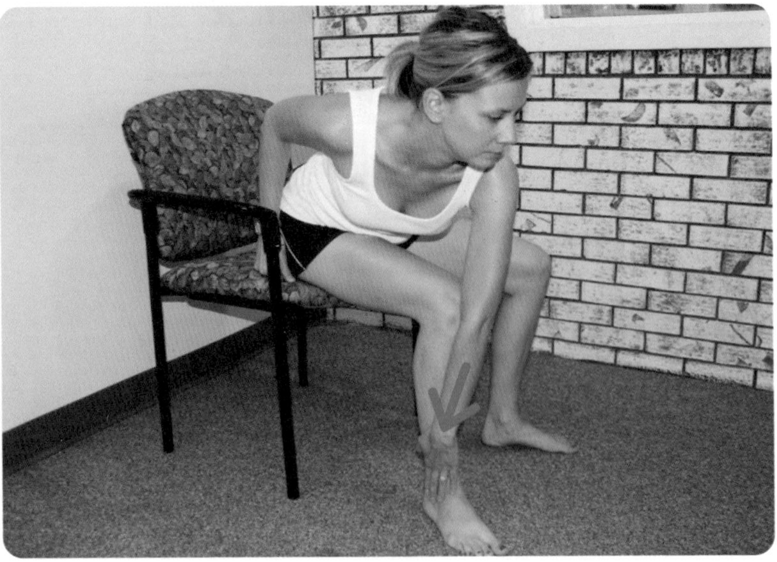

[사진 4-7]

혼자하는 운동 요법 ❷

- [사진 4-8]과 같이 네 발 기기 자세를 취한다.
- 배를 살짝 집어넣는다.

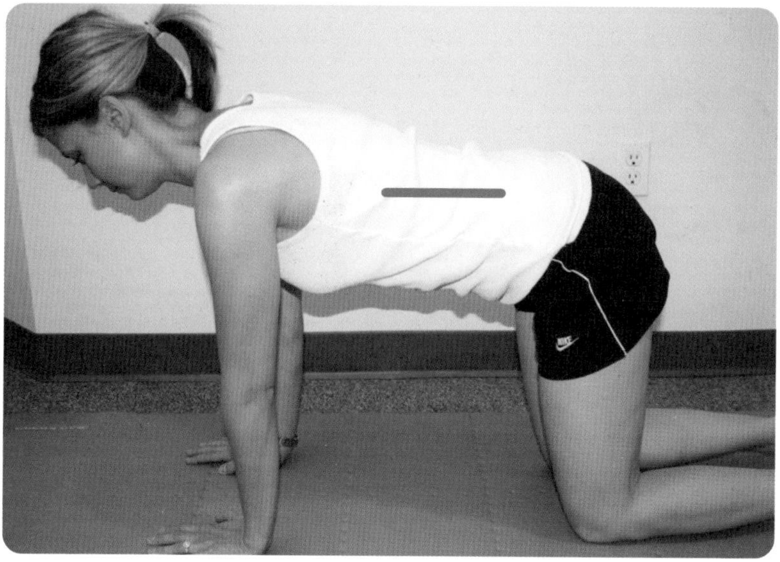

[사진 4-8]

- 배를 살짝 넣은 채 [사진 4-9]와 같이 오른팔과 왼쪽 다리를 들고 3초간 유지한다. 이때 몸이 한쪽으로 기울어지지 않고 균형을 잡도록 최대한 노력한다.
- 자세를 바꾸어 왼팔과 오른쪽 다리를 들고 3초간 유지한다.
- 위의 운동들을 10회씩 실행한다.

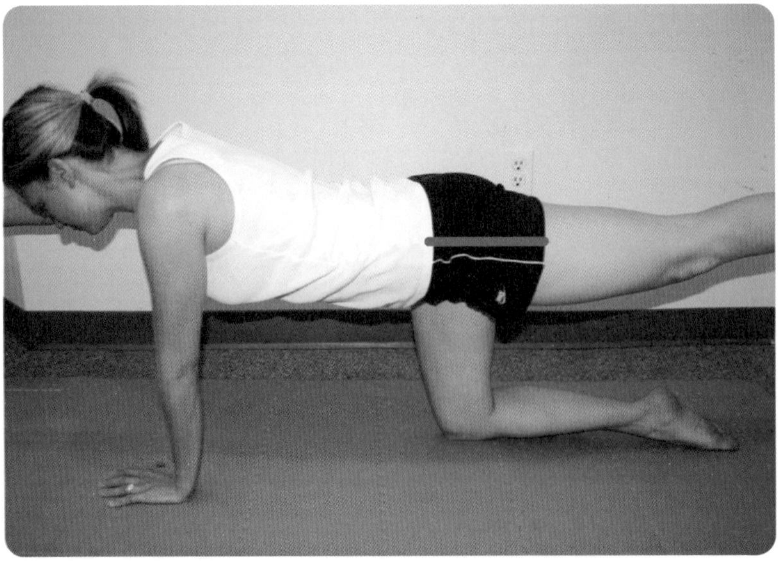

[사진 4-9]

혼자하는 운동 요법 ❸

• [사진 4–10]과 같이 다리를 구부리고 눕는다.

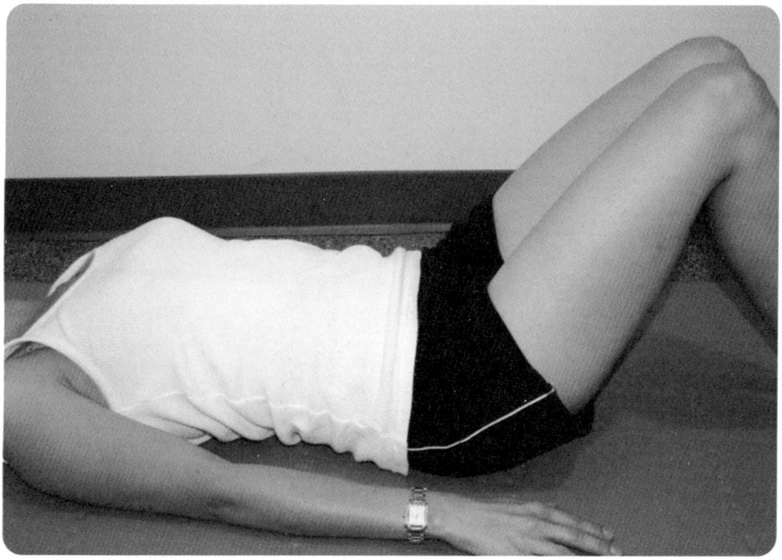

[사진 4–10]

• [사진 4-11]과 같이 엉덩이를 들어올린다.

잠깐! 요통상식

요통 방지에 좋은 신발

- 신발 자체가 부드럽게 잘 휘어지는 것이 좋다.
- 충격 흡수 효과가 있는 신발이 좋다.
- 깔창은 발의 안쪽 아치 경사를 편안히 받쳐주는 것이 좋다.
- '하이 힐'은 사람 몸 건강에 있어 담배와 같이 백해무익한 것이다.
- 신은 것 같지 않게 편안한 신발이 가장 좋다.

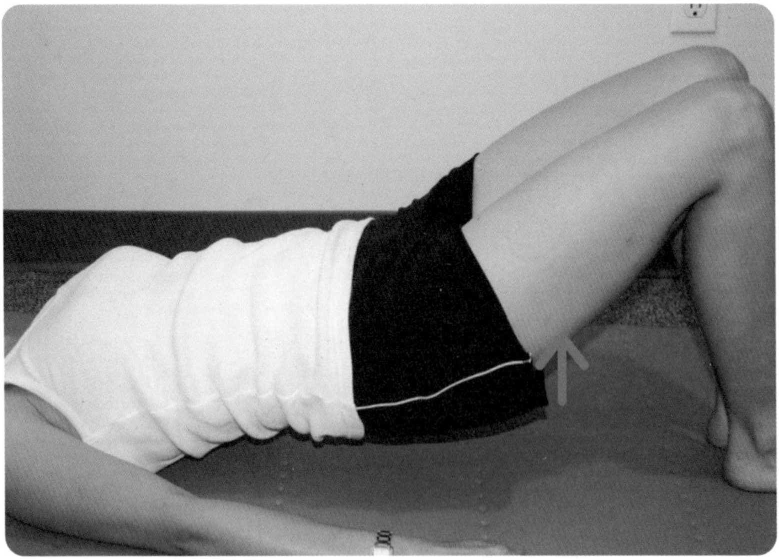

[사진 4-11]

- [사진 4-12]와 같이 엉덩이를 올린 채로 오른쪽 다리를 편다.
- 이 자세를 5초간 유지한다.
- 같은 방법으로 [사진 4-11, 12]를 실행하면서 왼쪽 다리를 편다.
- 위의 운동을 10회씩 실행한다.

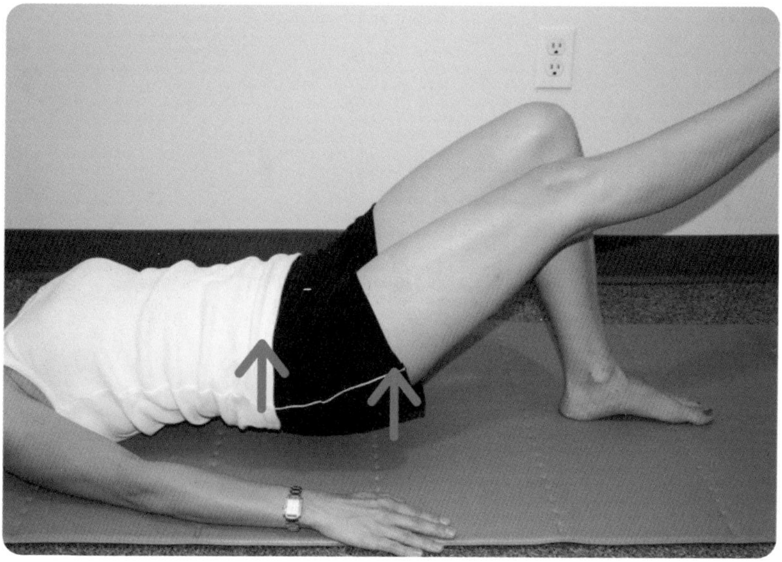

[사진 4-12]

혼자하는 운동 요법 ④

• [사진 4-13]과 같이 옆으로 누운 채로 오른 팔꿈치를 세운 채 준비 자세를 취한다.

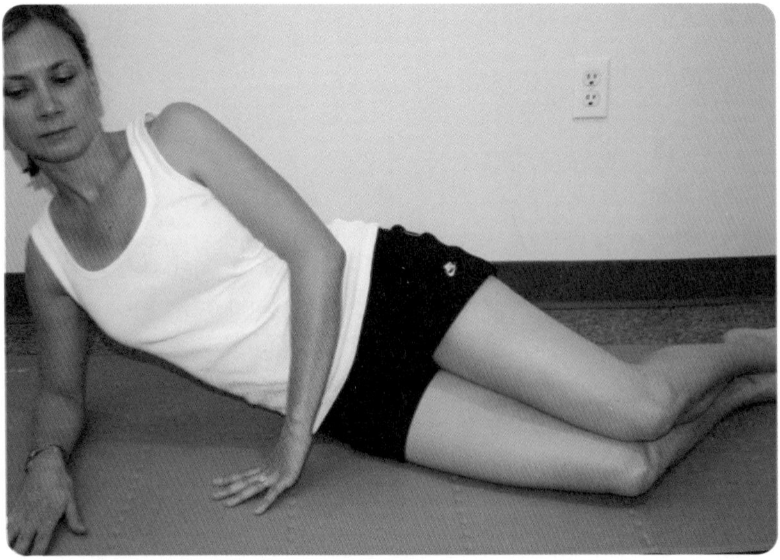

[사진 4-13]

- [사진 4-14]와 같이 엉덩이를 들어올려 몸을 직선에 가깝게 만든다.
- 이 동작을 5초간 유지한다.
- 같은 방법으로 [사진 4-13, 14]와 같이 왼쪽 팔꿈치를 이용해서 운동을 실행한다.
- 위의 운동을 5~10회 반복한다.

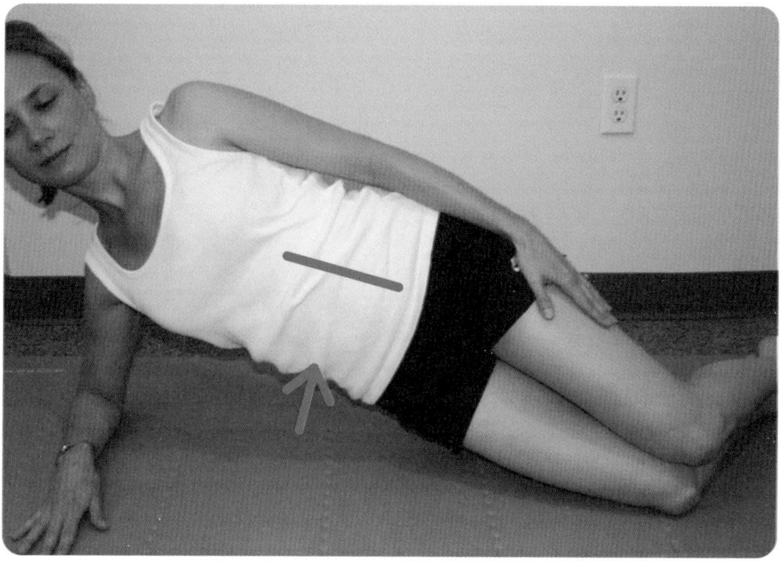

[사진 4-14]

혼자하는 운동 요법 ⑤

- 누운 자세로 준비 자세를 취한다.
- [사진 4-15]와 같이 무릎과 다리를 90도 각도로 구부린다.
- [사진 4-15]와 같이 고개를 들어올리면서 팔을 편 채로 두 다리 밖으로 뻗어준다.
- 이 자세를 5초간 유지한다.

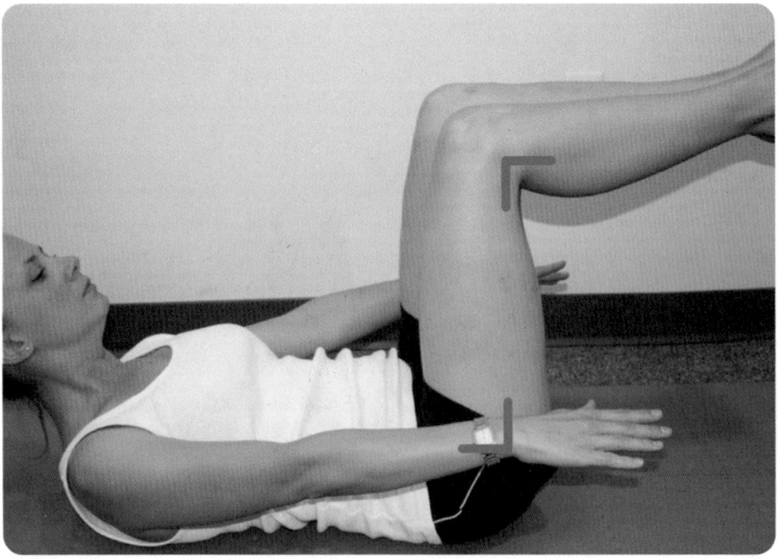

[사진 4-15]

- [사진 4-15]에서와 같은 동작을 실행하면서 [사진 4-16]과 같이 두 팔을 오른쪽으로 뻗어준다. 이 자세를 5초간 유지한다.
- 같은 방법으로 왼쪽으로도 운동을 실행한다.
- 위의 운동들을 각각 5~10회 정도 실행한다.

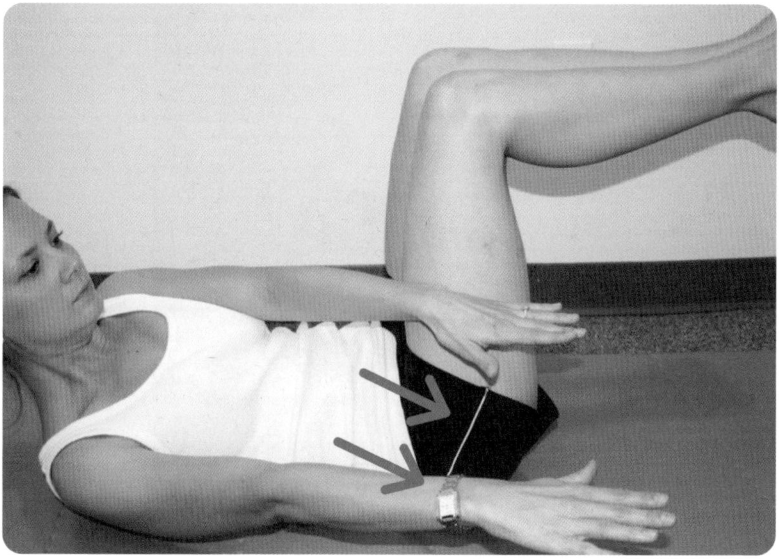

[사진 4-16]

혼자하는 운동 요법 ❻

- [사진 4-17]과 같이 두 다리를 모으고 서서 준비 자세를 취한다.
- 이때 배를 살짝 집어넣고 그 상태를 유지한 채 다음 동작을 준비한다.

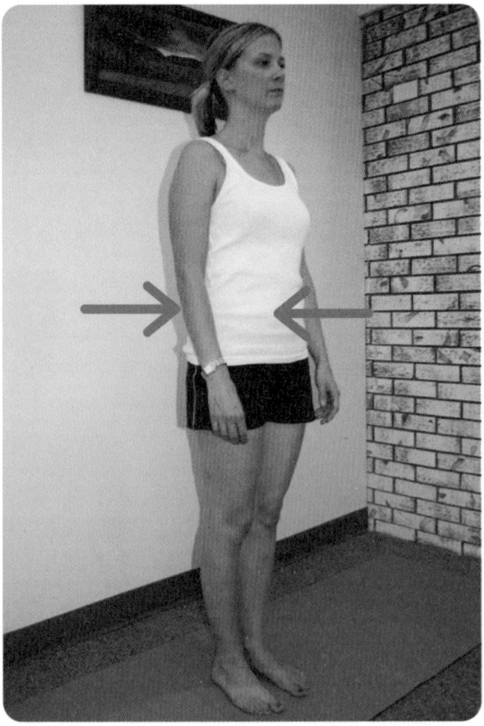

[사진 4-17]

- [사진 4-18]과 같이 배를 살짝 집어넣은 채로 허리를 곧게 펴서 유지하면서 오른쪽 다리를 앞으로 내민다.
- 이때 앞으로 내민 다리의 발가락을 올려 뒤꿈치가 바닥에 닿게 한다.
- 이 자세를 3초간 유지한다.
- 같은 방법으로 왼쪽 다리를 앞으로 내밀면서 실행한다.
- 이 운동을 5회씩 실행한다.

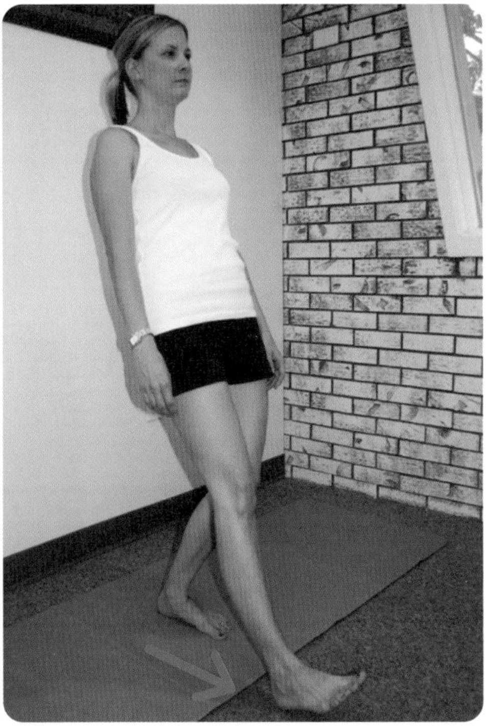

[사진 4-18]

혼자하는 운동 요법 ⑦

• [사진 4-17]과 같은 준비 동작을 취하면서 [사진 4-19]와 같이 두 팔을 어깨에 올린다.

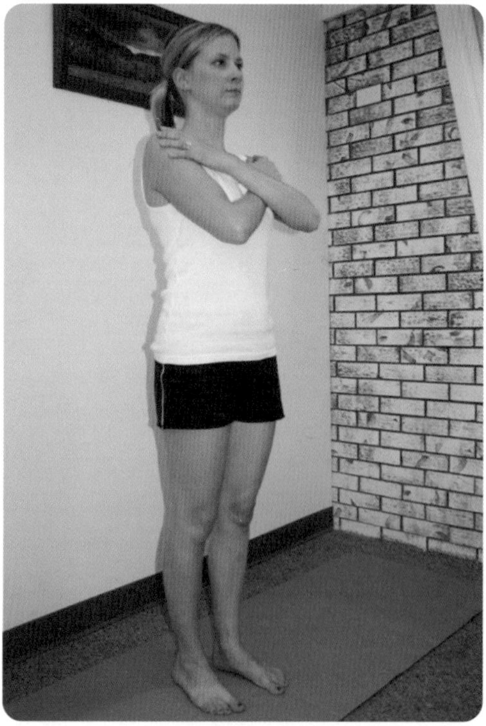

[사진 4-19]

- [사진 4-18]에서 실행한 방법과 같은 방법으로 [사진 4-20]과 같이 운동을 실행한다. 이 자세를 3초간 유지한다.
- 오른쪽과 왼쪽 다리 각각 5회씩 실행한다.

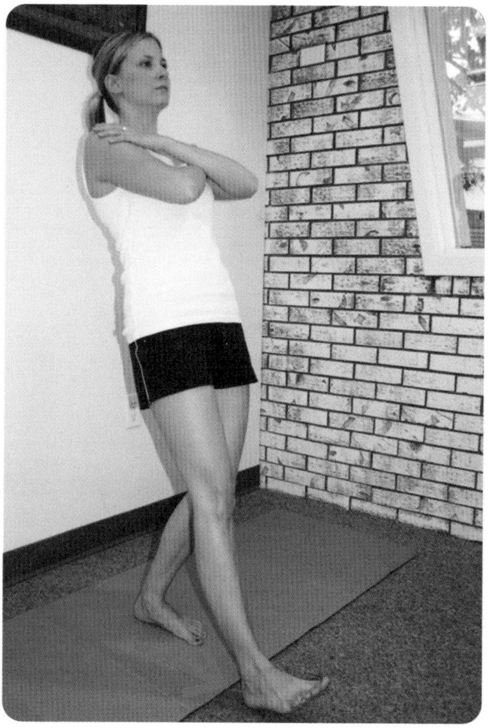

[사진 4-20]

혼자하는 운동 요법 ⑧

- [사진 4-21]과 같이 엎드린 상태에서 두 팔을 구부린 채 준비 동작을 취한다.

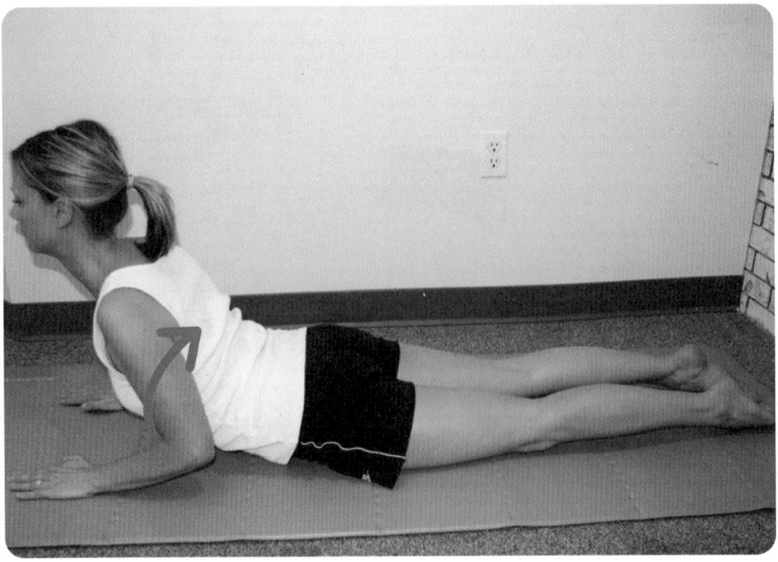

[사진 4-21]

- [사진 4-22]와 같이 두 팔을 구부린 채 엉덩이 쪽으로 내리면서 바닥에서 들어올린다.
- 이때 두 다리를 편 채로 바닥에서 살짝 들어올린다.
- 이 동작을 3~5초간 유지한다.
- 이 운동을 5회 실행한다.

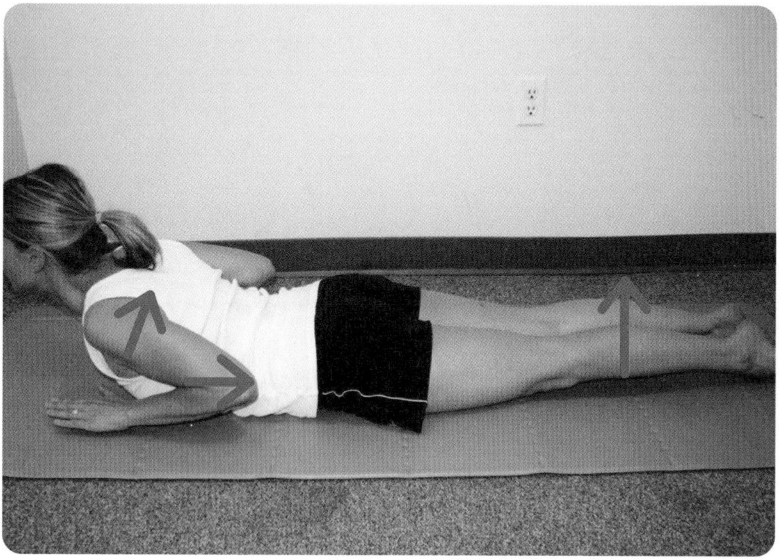

[사진 4-22]

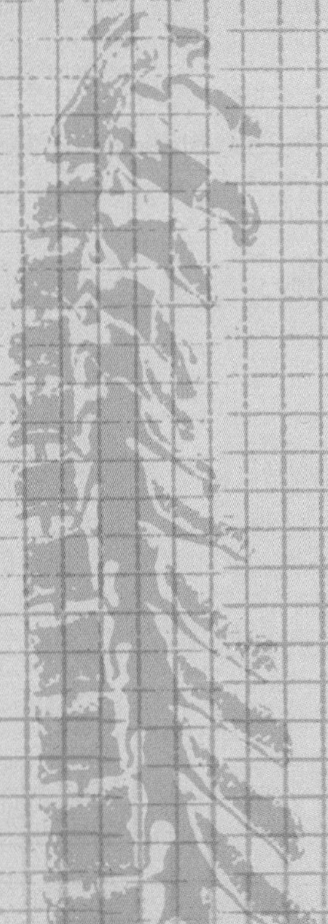

부록

직장인· 학생들을 위한 5분 스트레칭

Backache
Relief in Three Days

현대인들은 사무실이나 학교, 가정에서 의자에 앉은 채 보내는 시간이 갈수록 많아지고 있다. 그로 인해 목, 어깨, 팔 통증, 상부 등통, 긴장성 두통, 경추 수핵 탈출증, 근막 통증 증후군 등 셀 수 없이 많은 신체 이상 증세가 발생하고 있다.

기본적으로 인체는 이렇게 오랜 시간 의자에 앉아서 지내기에 부적합한 구조를 지니고 있다. 중력에 저항하기에 무거운 머리 무게와 약한 목의 앞쪽 근육, 그리고 짧아지는 특징을 가진 가슴의 대흉근, 소흉근 등이 의자에 오래 앉아 있음으로 해서 우리 몸의 체형 변화를 가져오면서 근육의 균형이 점점 무너지게 된다.

그로 인해 신경 압박과 근육 긴장 상태가 초래되며 이러한 문제들은 골격의 변화를 더 악화시켜 결국은 통증과 기능 이상을 일으키게 되는 것이다.

그래서 특별히 의자생활을 할 수밖에 없는 직장인이나 학생들을 위해 의자에 앉아서 간단히 할 수 있는 운동들을 담아 보았다. 좁은 공간에서도 의자에 앉은 채 누구나 쉽게 따라할 수 있도록 생생한 동작 사진을 곁들여 설명하였다.

통증이 없는 분들은 좋은 자세 유지와 통증을 예방하게 해준다. 특히 현재 목, 어깨, 상지, 상부 등에 통증을 느끼고 있거나 두통에 시달리는 분들의 경우, 여기에 소개한 운동을 6주 동안 꾸준히 실천하면 큰 효과를 보게 될 것이다.

의자 위 스트레칭의 효과적 활용법

- 한꺼번에 모두 할 필요 없으며 조금씩 나눠서 하루에 걸쳐서 해도 된다.
- 본인의 체형에 맞게 실시한다. 즉 아프지 않은 범위 내에서 근육의 긴장만 느껴지는 정도로 실시한다.
- 절대로 심하게 당기거나 스트레칭 하지 않는다(통증이 없는 범위 내에서 실시한다. 다시 한번 강조!!).
- 처음에 힘들더라도 조금씩 매일 하다 보면 근육에 유연성이 증가하는 것을 느낄 것이다.
- 운동 중 통증이 심하게 증가되거나 어지러우면 즉각 운동을 멈춘다.
- 통증이나 어지럼증 증상이 계속해서 생기면 물리치료사나 전문의와 상의하기 바란다.

1. 바른 자세 앉기

의자에서 심신의 이완을 위해 스트레칭을 하는 것 못지않게 유의해야 할 사항은 바로 바른 자세 앉기 연습이다. 학업이나 업무를 보기 위해 부득이 장시간 의자에 앉아 있어야 하는 사람들에게 '바른 자세로 앉는다'는 것은 잠깐씩 짬을 내어 할 수밖에 없는 스트레칭보다 더 중요한 의미를 지닌다.

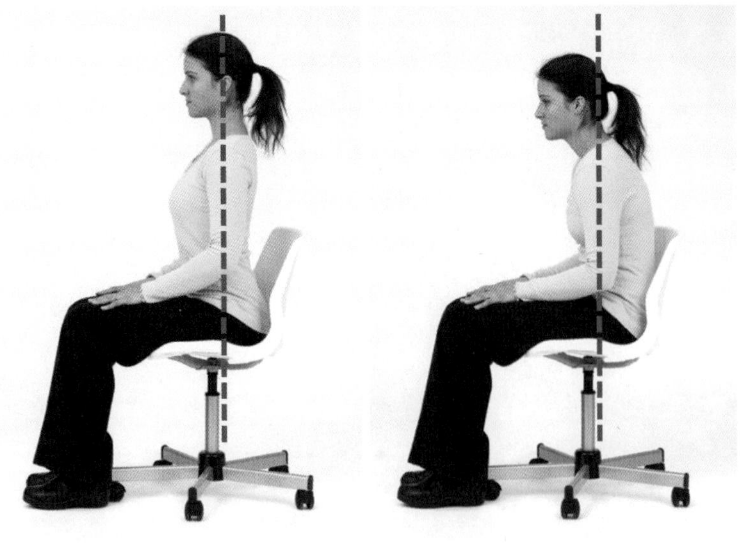

[사진 1-1] 바른 앉은 자세　　[사진 1-2] 나쁜 앉은 자세

바른 앉은 자세 [사진 1-1]

❶ 귀, 어깨를 2등분한 점, 고관절(엉덩관절)을 정확하게 일직선으로 내려 그을 수 있는 자세가 가장 좋다.

❷ 어깨는 귀쪽으로 올라가지 않은 자연스러운 자세이어야 한다.

❸ 허리는 앞쪽으로 살짝 휘어 'S' 곡선을 유지한다.

❹ 무릎은 직각에 가깝게 편안하게 구부린다.

❺ 배는 나오지 않게 살짝 잡아당긴 자세가 가장 좋은 자세이다.

나쁜 앉은 자세 [사진 1-2]

❶ 바른 자세에서 말한 '자세 라인'이 무너진 경우로 머리가 앞으로 나오게 된다.

❷ 어깨는 가슴쪽으로 휘어 들어간다.

❸ 이로 인해 등쪽이 굽게 된다.

❹ 허리의 곡선이 평평해지거나 의자 등받침쪽으로 굽게 된다.

2. 바른 숨쉬기 운동

우리는 매 순간 숨을 쉬지만 '제대로' 쉬지 않는다. 바른 숨쉬기는 우리 몸의 근육 긴장 완화에 큰 도움을 준다. 직장이나 학교에서 스트레스를 받을 때 이것부터 실시하자.

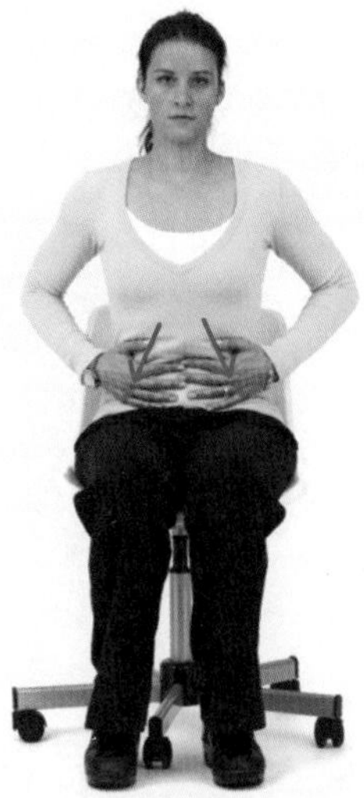

[사진 2-1] 들숨 쉬기

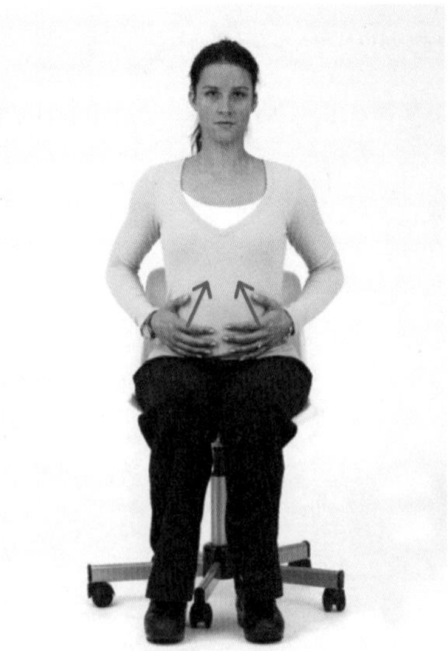

[사진 2-2] 날숨 쉬기

들숨 쉬기

❶ 두 손을 사진과 같이 배 위에 살짝 올린다.

❷ 숨을 크게 그리고 천천히 코로 들어 마신다.

❸ 이때 배 위의 손이 풍선처럼 나와야 한다.

❹ 즉, 배로 들이마신다.

날숨 쉬기

❶ 두 손을 배 위에 여전히 둔 채로 숨을 천천히 내쉰다.

❷ 이때 촛불을 불 듯 입을 조그맣게 벌린 채로 내쉰다.

❸ 아주 천천히 그리고 배가 쏙 들어갈 때까지 내쉰다.

❹ 들숨과 날숨을 각각 5회씩 반복한다.

3. 목 관절 글라이딩 운동

같은 자세로 오랫동안 앉아서 일하면 목 척추 관절이 부드럽게 되지 않고, 이후에 여러 문제들을 야기시킬 수 있다. 이 운동은 목 척추 관절을 글라이딩 함으로써 관절 유연성을 유지하기 위한 운동이다. 실제로 이렇게 관절의 글라이딩을 실시할 경우 관절 사이로 관절의 활액이 흘러 들어가 관절에 영양분을 공급하게 된다.

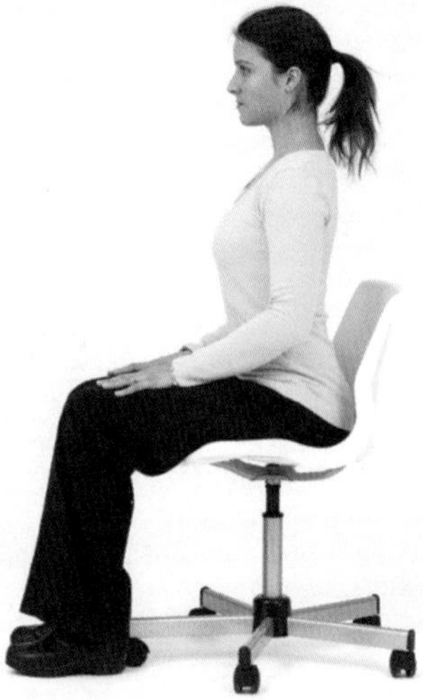
[사진 3-1]

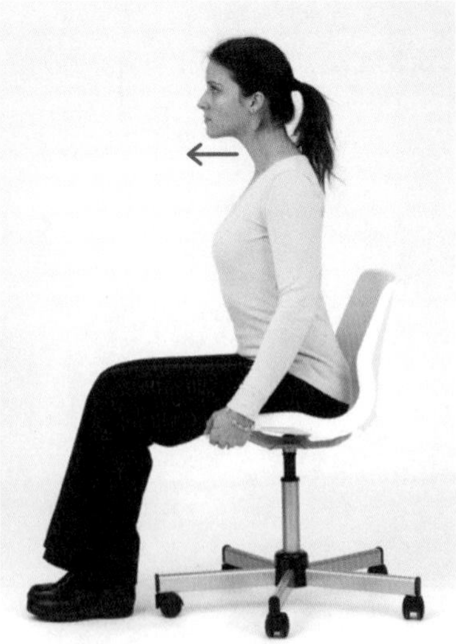
[사진 3-2]

❶ [사진 3-1]과 같이 '바른 자세'를 취한다.

❷ 이 자세를 유지한 채 [사진 3-2]와 같이 목만 앞으로 쭉 빼서 자라목을 만든다. 이 자세를 3초간 유지하며, 1회만 실시한다.

❸ [사진 3-3]과 같이 뒤쪽으로 목을 쭉 잡아당긴다. 역시 목만 글라이딩시킨다. 이 자세를 3초간 유지하며, 2회 실시한다.

❹ [사진 3-4]와 같이 다시 바른 자세를 유지한다.

❺ 이렇게 3회씩을 실시한다.

❻ 즉 [사진 3-2]는 총 3회를 하게 되고, [사진 3-3]은 6회를 하게 된다. 왜냐하면 후방 글라이딩이 훨씬 중요하기 때문이다.

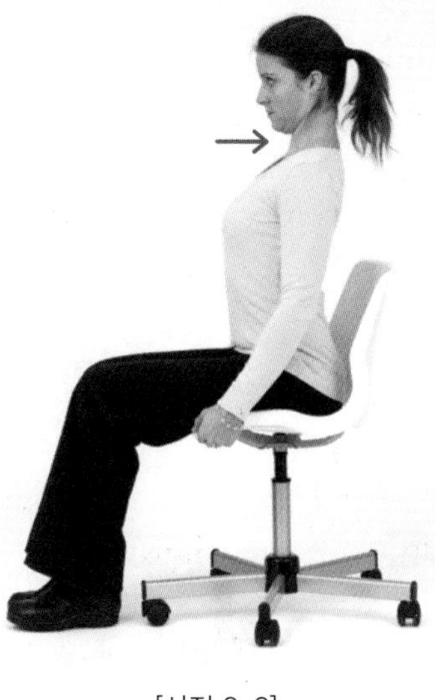

[사진 3-3]

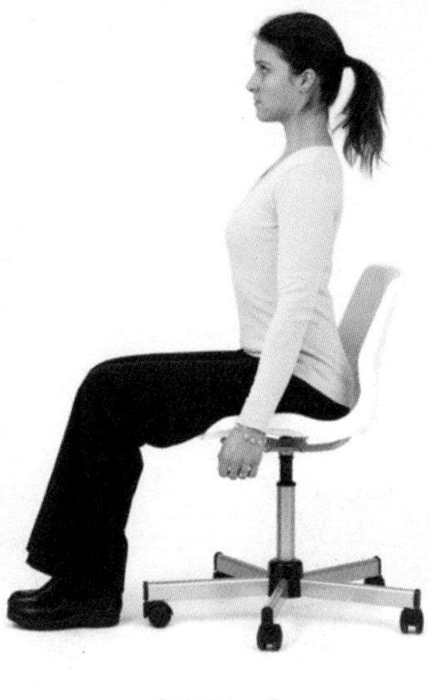

[사진 3-4]

4. 목관절 가동 범위 운동

지금부터는 목의 가동 범위 운동을 시작하게 된다. 목은 총 6방향으로 움직일 수 있다. 목의 가동 범위 운동은 관절과 근육의 유연성을 유지하고 향상시키며, 신체의 고유 수용성 자극기를 촉진시켜 바른 자세를 유지하는 데 도움을 준다.

관절 가동 범위 운동 중 굴곡과 신전 운동

❶ [사진 4-1]과 같이 '바른 자세'에서 시작한다.

❷ [사진 4-2]와 같이 턱을 가슴에 최대한 가까이 닿게 목을 앞으로 굽힌다. 3초간 유지한다.

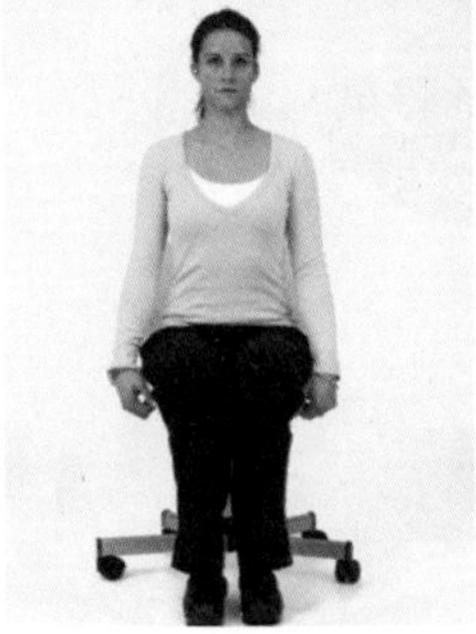

[사진 4-1]

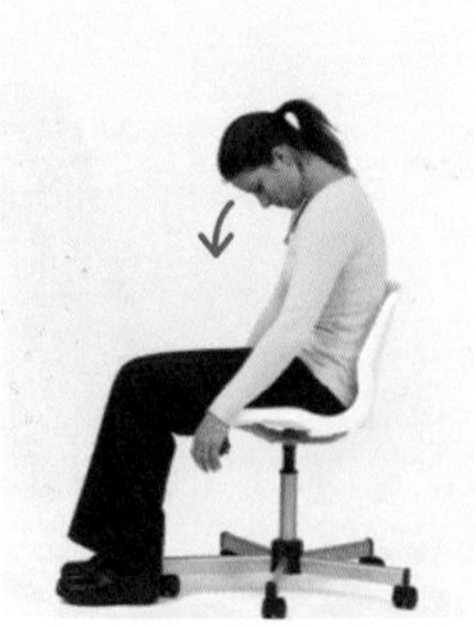

[사진 4-2]

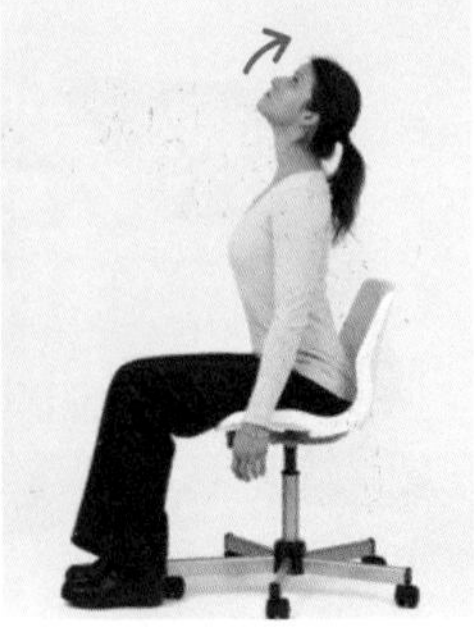

[사진 4-3]

③ 코를 천장으로 향하게 [사진 4-3]과 같이 목을 뒤로 젖힌다. 3초간 유지한다.

④ 3회씩 실시한다.

관절 가동 범위 운동 중 측면 굴곡

❶ [사진 4-4]와 같이 '바른 자세'에서 시작한다.

❷ [사진 4-5]와 같이 귀가 오른쪽 어깨쪽으로 향하도록 굽힌다. 3초간 유지한다.

❸ [사진 4-6]과 같이 귀가 왼쪽 어깨쪽으로 향하도록 굽힌다. 3초간 유지한다.

❹ 3회씩 실시한다.

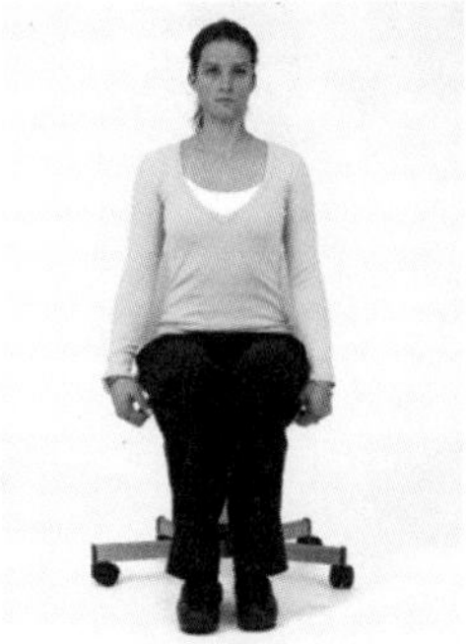

[사진 4-4]

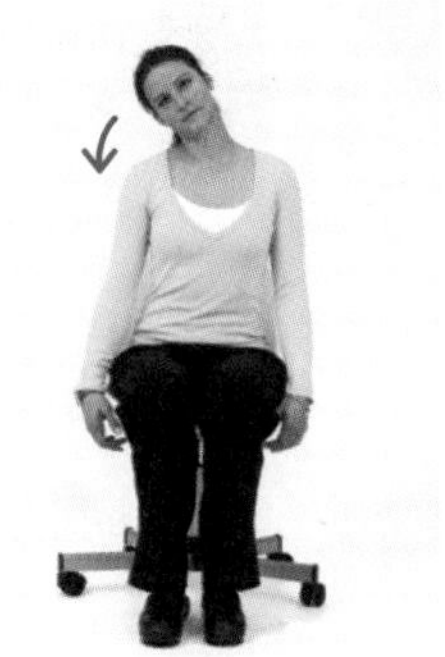

[사진 4-5]

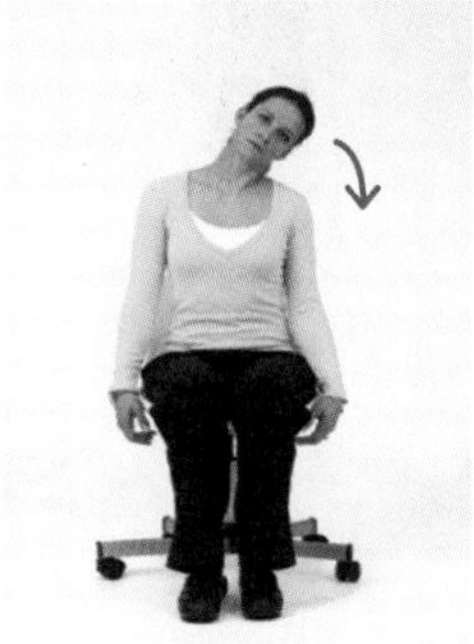

[사진 4-6]

관절 가동 범위 운동 중 회전 운동

❶ [사진 4-7]과 같이 '바른 자세' 에서 시작한다.

❷ [사진 4-8]과 같이 코가 오른쪽 어깨쪽으로 향하도록 목을 돌린다. 3초간 유지한다.

❸ [사진 4-9]와 같이 코가 왼쪽 어깨쪽으로 향하도록 목을 돌린다. 3초간 유지한다.

❹ 3회씩 실시한다.

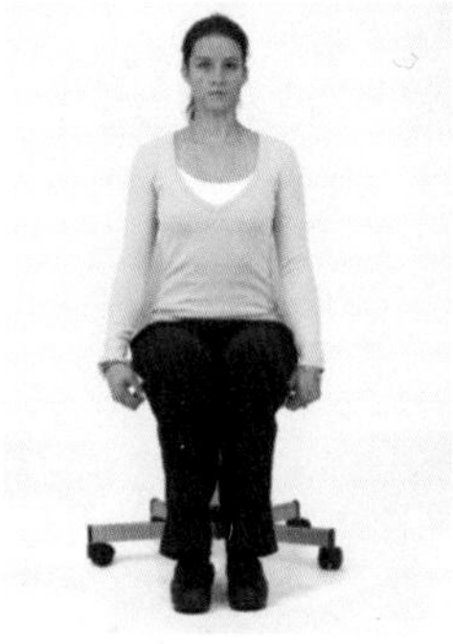

[사진 4-7]

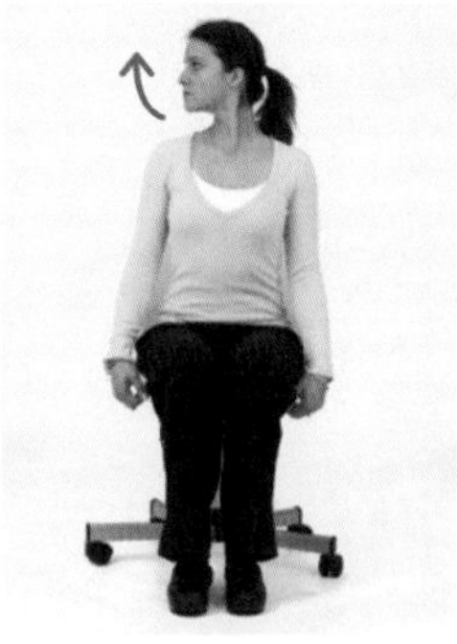

[사진 4-8]

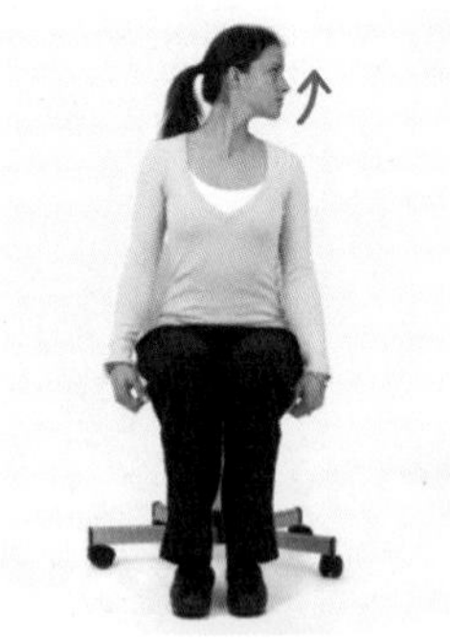

[사진 4-9]

5. 척추 근육 스트레칭과 흉추 과신전 운동

의자에 오래 앉아 있다 보면 척추 근육에 피로가 쌓이기 마련이다. 척추 근육에 피로가 쌓이면 근 긴장이 올라가게 되고 이 긴장은 요통, 등통 등 여러 문제를 야기시킬 수 있다.

❶ [사진 5-1]과 같이 다리를 벌린다.

❷ [사진 5-2]와 같이 허리와 등을 숙여 척추 근육을 최대한 스트레칭 한다. 이때 스트레칭을 최대화하기 위해서 두 손을 의자 뒤쪽으로 밀어넣는 것도 좋은 방법이다.

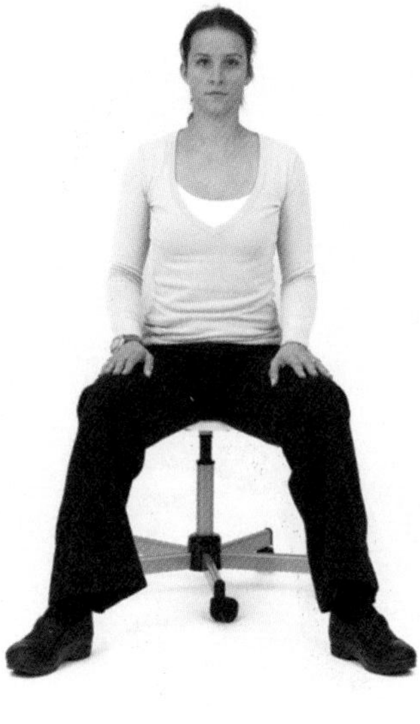

[사진 5-1]

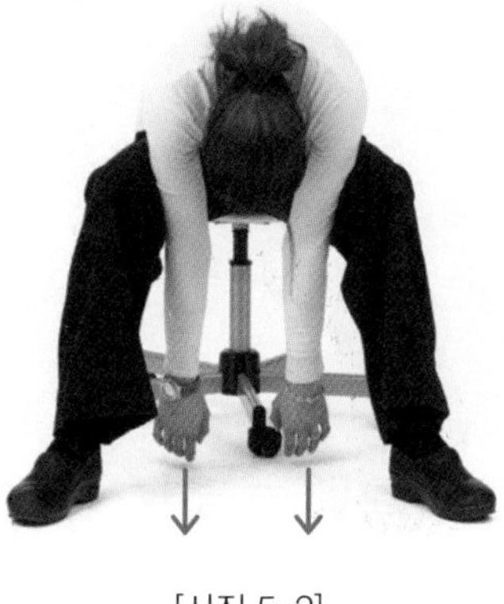

[사진 5-2]

❸ 이 자세를 30초간 유지한다. 2~3회 실시한다.

❹ 척추 근육 스트레칭 이후 [사진 5-3]과 같이 두 손을 양 귀 뒤쪽에 살짝 올린다.

❺ [사진 5-4]와 같이 허리의 곡선을 유지한 채 가슴을 최대한 앞으로 나오게 즉, 등과 허리의 곡선이 3곡선을 그리게 등을 뒤로 굽힌다. 3초간 유지하며 5회 실시한다.

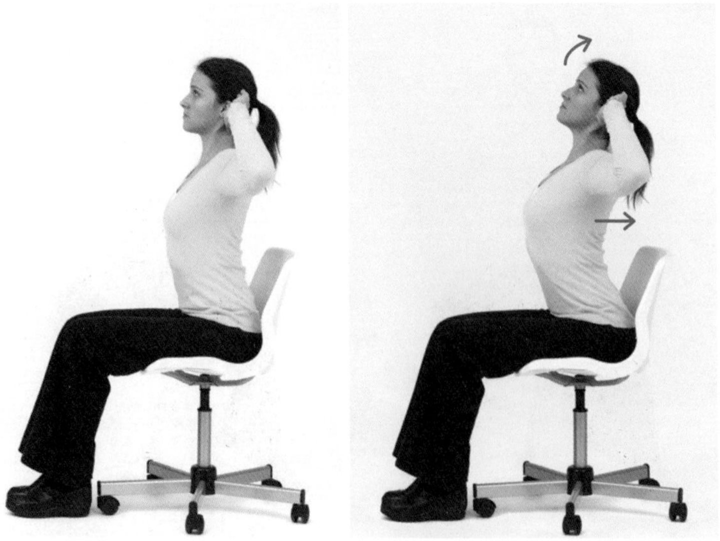

[사진 5-3] [사진 5-4]

6. 허리 비틀기와 상부 등 근육 스트레칭

허리 근육과 배 근육의 회전 동작을 실행하고 바로 등 근육 스트레칭에 들어간다. 이렇게 실행하면 허리와 등 쪽에 아주 시원한 느낌을 받을 수 있을 것이다.

❶ [사진 6-1]과 같이 허리의 바른 자세를 유지한 채 오른쪽으로 허리를 최대한 틀어준다. 15~30초간 유지한다.

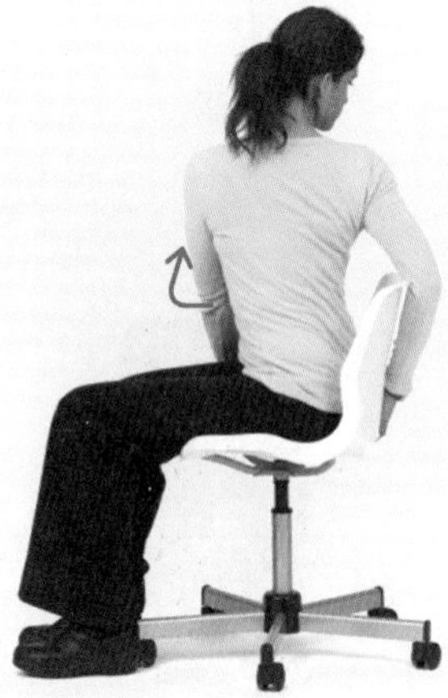

[사진 6-1]

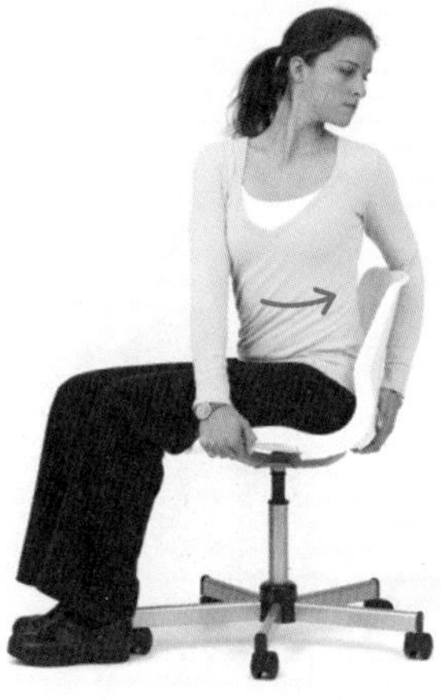

[사진 6-2]

❷ 같은 방법으로 [사진 6-2]와 같이 왼쪽으로 실행한다. 각각 2회씩 실행한다.

❸ [사진 6-3]과 같이 양 손을 두 눈의 바깥쪽에 살짝 올린다.

❹ [사진 6-4]와 같이 두 손은 두 눈가에 놓아둔 채 팔꿈치를 천천히 갖다 붙인다. 이 자세를 15초 유지하며, 3번 실시한다.

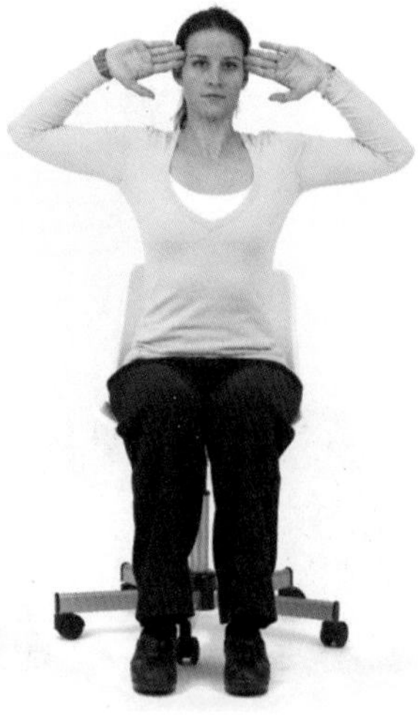

[사진 6-3]

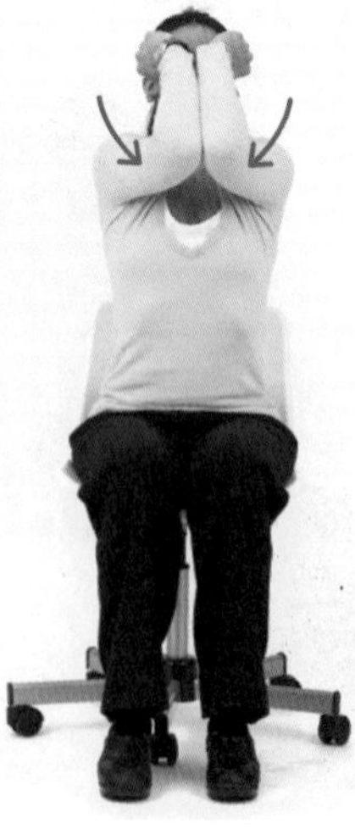

[사진 6-4]

7. 고관절 스트레칭과 견갑골 글라이딩 운동

고관절(엉덩관절), 골반 그리고 견갑골의 위치 및 유연성 정도는 우리 몸의 자세와 근육 긴장 조절에 아주 중요한 역할을 한다. 사진과 같이 함께 실행하는 것이 좋다.

❶ [사진 7-1]과 같이 오른쪽 다리를 양반다리 자세를 취하고 팔을 엇갈리게 살짝 걸친다.

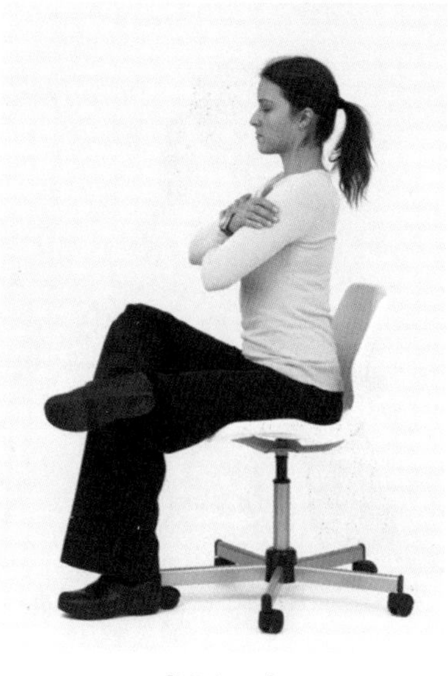
[사진 7-1]

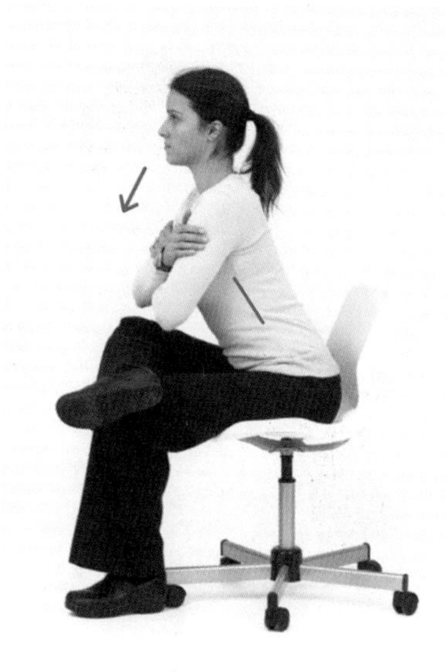
[사진 7-2]

❷ [사진 7-2]와 같이 허리, 등, 목의 척추를 일자로 유지하고 배를 살짝 당긴 채로 몸을 앞으로 완만하게 굽힌다.

❸ 이 자세를 10~15초 유지한다.

❹ 같은 방법으로 [사진 7-3, 4]와 같이 왼쪽에 실시한다. 각각 3회씩 실행한다.

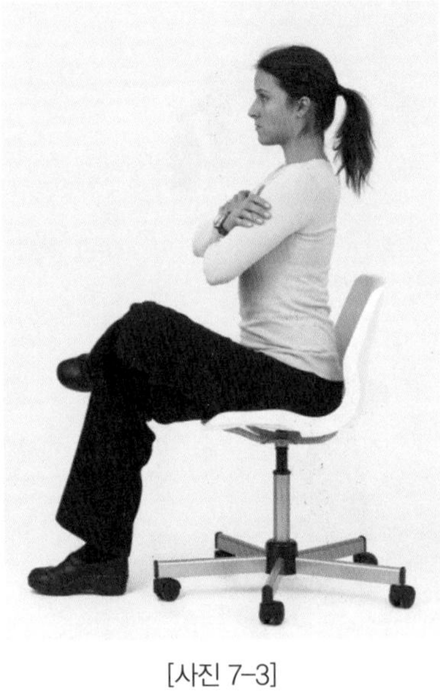

[사진 7-3]

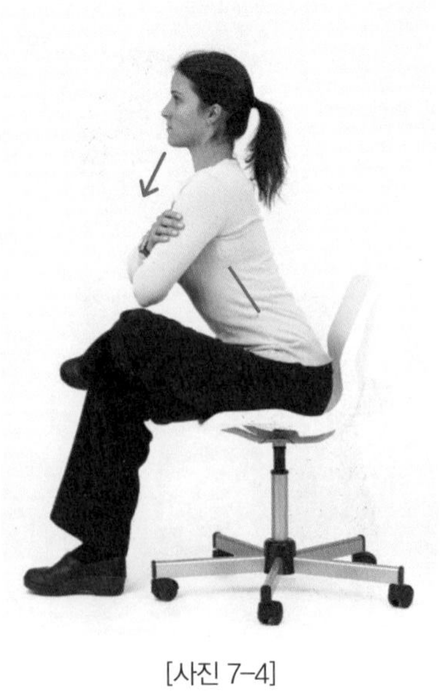

[사진 7-4]

❺ [사진 7-5]와 같이 손가락을 깍지 끼고 팔꿈치를 편 채로 팔 전체를 앞으로 천천히 민다. 이 자세를 5초간 유지한다.

❻ [사진 7-6]과 같이 천천히 팔 전체를 뒤로 당긴다. 이 자세를 5초간 유지한다.

❼ 마지막으로 [사진 7-7]과 같이 머리를 뒤로 젖히면서 두 팔을 위쪽으로 향해 쭉 밀어올린다. 역시 5초간 유지한다. 각각 3회씩 실행한다.

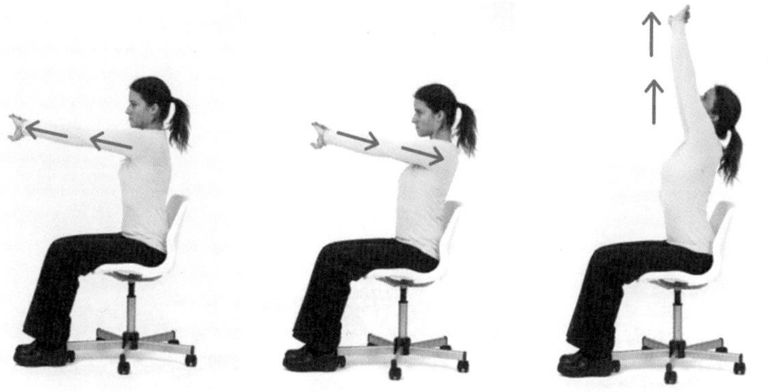

[사진 7-5] [사진 7-6] [사진 7-7]

8. 상부 승모근과 견갑거근 스트레칭

의자에 오래 앉아서 일하는 대부분의 사람들에게 문제를 야기하는 근육들이다. 목에서 어깨덜미 쪽으로 아픈 사람들이 이걸 실행하면 확실한 효과를 얻을 것이다.

❶ [사진 8-1]과 같이 왼손을 허리 뒤로 둔다.

❷ [사진 8-2]와 같이 머리를 오른쪽으로 돌리고 턱을 가슴쪽으로 내린다.

❸ [사진 8-2]까지의 자세를 유지한 채 [사진 8-3]과 같이 오른손으로 머리를 잡고 턱을 가슴과 어깨 사이로 잡아당겨 준다.

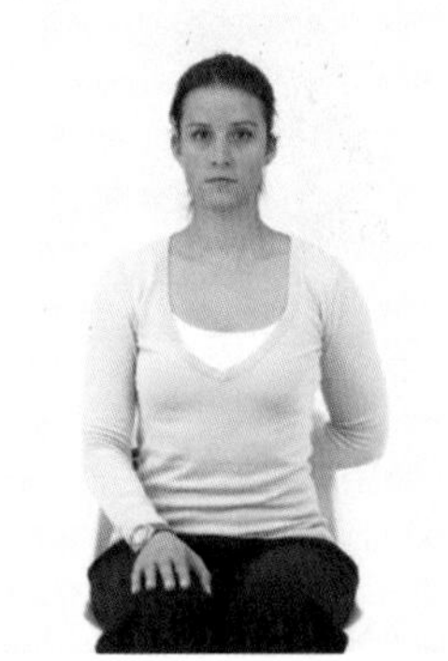
[사진 8-1]

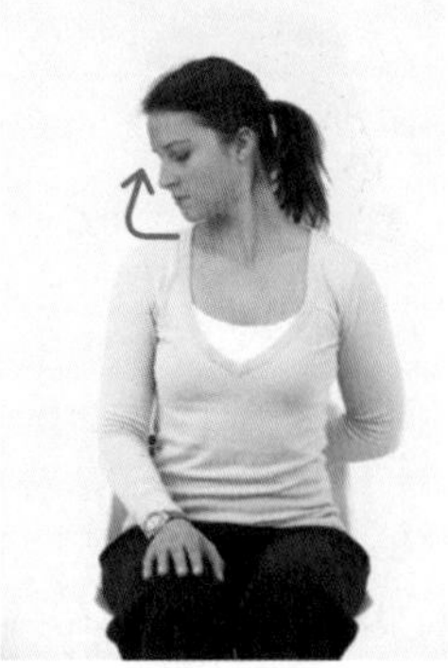
[사진 8-2]

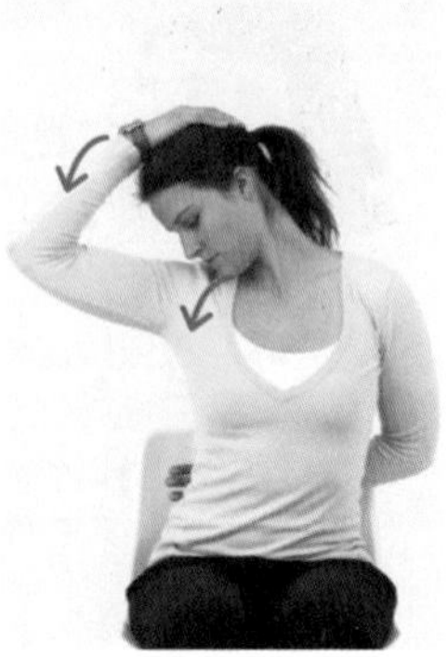
[사진 8-3]

❹ 이 자세를 30초간 유지한다.

❺ 스트레칭을 하는 동안 [사진 8-3]과 같이 턱을 안과 밖으로 천천히 움직여 주면서 스트레칭을 실행한다.

❻ 같은 방법으로 [사진 8-4, 5, 6] 순서대로 왼쪽 상부 승모근과 견갑거근 스트레칭을 실행한다. 각각 5번씩 한다.

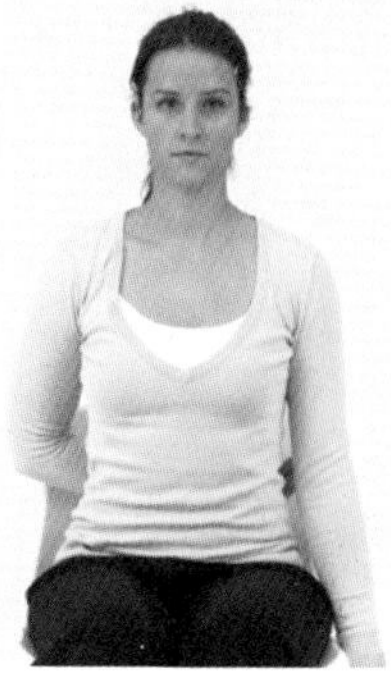

[사진 8-4]

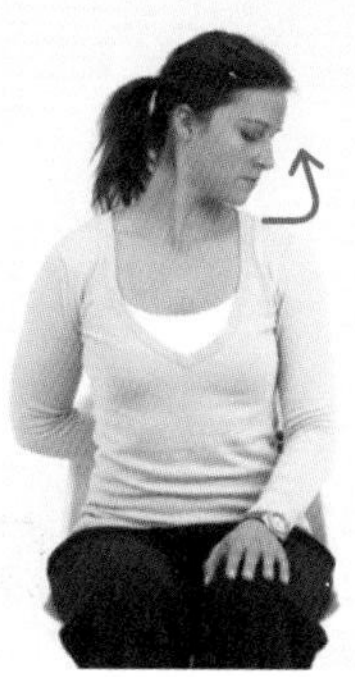

[사진 8-5]

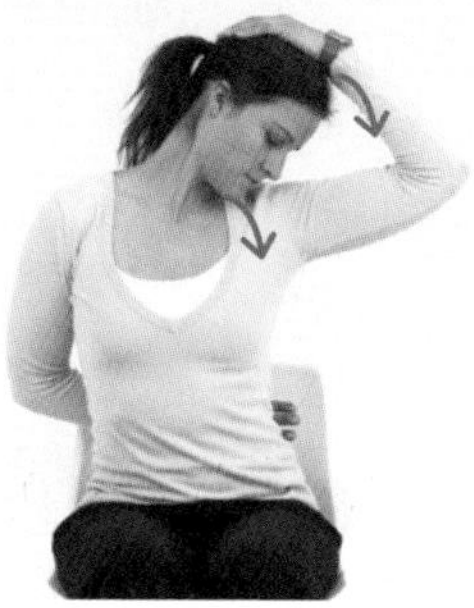

[사진 8-6]

9. 광배근과 능형근의 스트레칭

광배근은 등통, 어깨부위 그리고 팔, 손까지 통증을 넓게 야기하는 근육이다. 능형근은 역시 등통과 견갑골 주변의 통증을 야기한다. 이 두 근육의 스트레칭을 할 때 어깨와 견갑골 주변의 다른 보조 근육들까지 함께 스트레칭 된다.

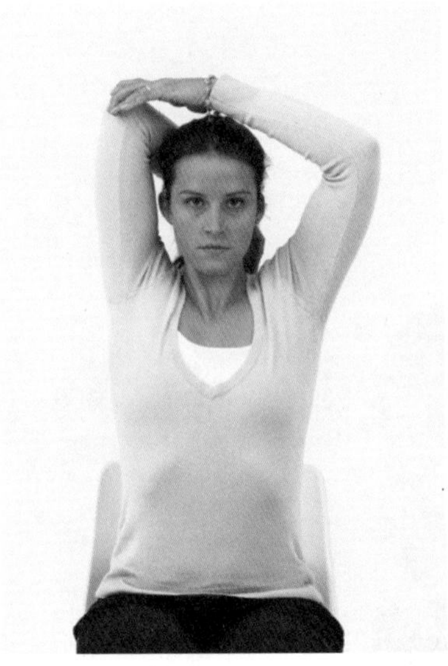

[사진 9-1]

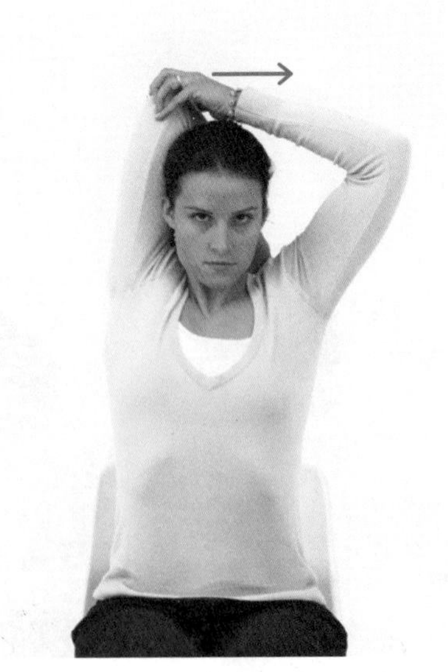

[사진 9-2]

광배근 스트레칭

❶ [사진 9-1]과 같이 오른팔을 들어 올리고 왼손으로 오른쪽 팔꿈치를 살며시 잡는다.

❷ [사진 9-2]와 같이 오른쪽 팔꿈치를 왼쪽으로 살며시 잡아당긴다. 이 자세를 15~30초 유지한다.

❸ 같은 방법으로 [사진 9-3, 4]와 같이 왼쪽 광배근 스트레칭을 실행한다. 각각 3회씩 실시한다.

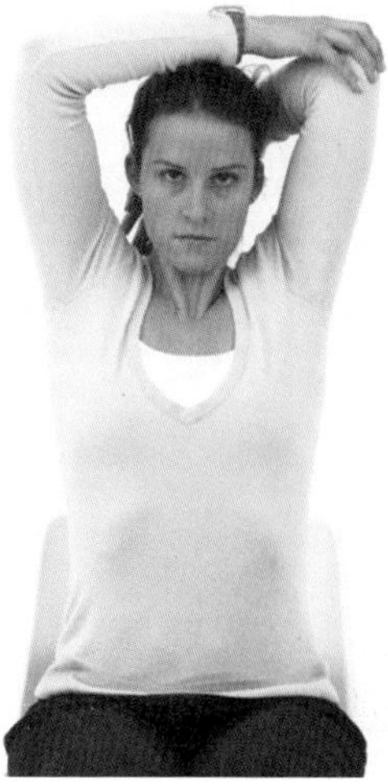

[사진 9-3]

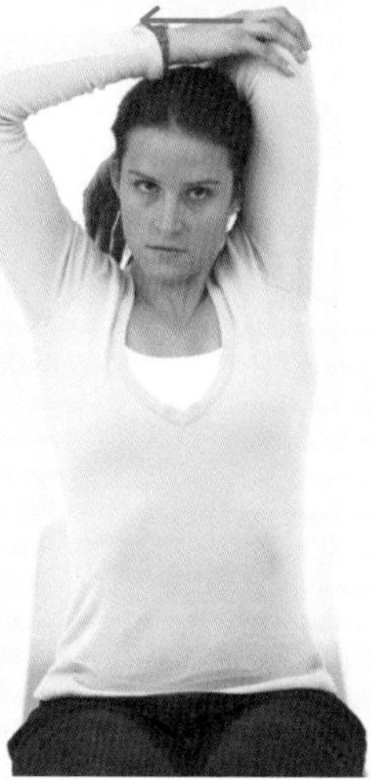

[사진 9-4]

능형근 스트레칭

❶ [사진 9-5]와 같이 오른팔이 가슴을 지나게 하고 왼손으로 팔꿈치 위를 살짝 감싼다.

❷ [사진 9-6]과 같이 왼손을 이용해 오른쪽 팔꿈치를 몸쪽으로 살짝 누르면서 왼쪽으로 당긴다. 이 자세를 15~30초 유지한다.

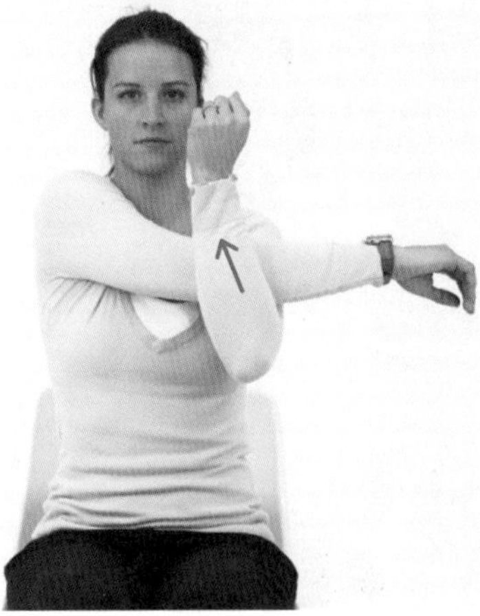

[사진 9-5]

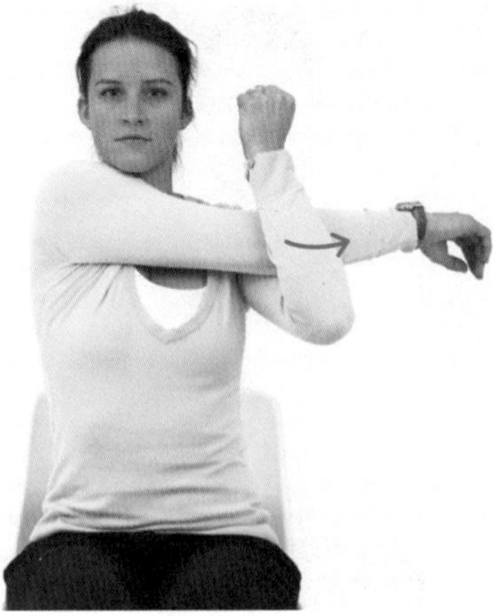

[사진 9-6]

❸ 같은 방법으로 [사진 9-7, 8]과 같이 왼쪽 능형근 스트레칭을 실행한다. 각각 3회씩 실행한다.

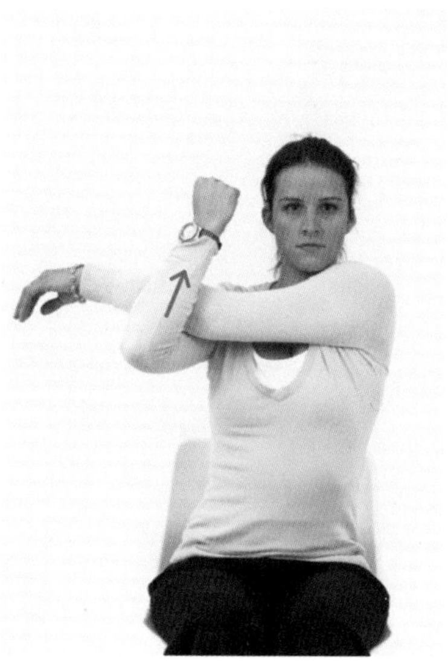
[사진 9-7]

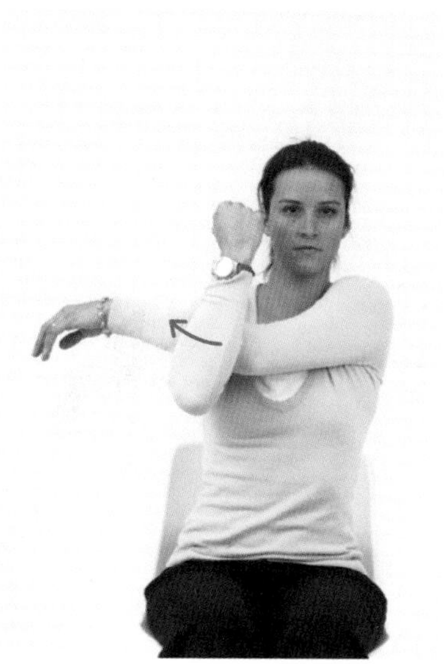
[사진 9-8]

10. 상완 신경총 스트레칭

근육뿐만 아니라 신경 자체를 스트레칭 해주는 것 또한 통증의 완화와 예방의 아주 중요한 요소이다. 그래서 목의 척수신경에서 나와서 팔과 손

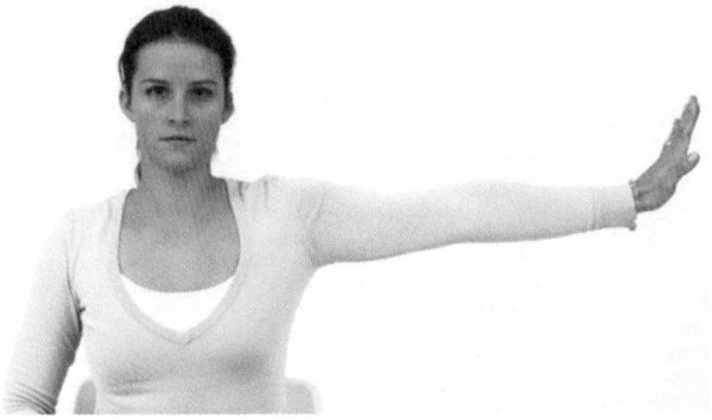

[사진 10-1]

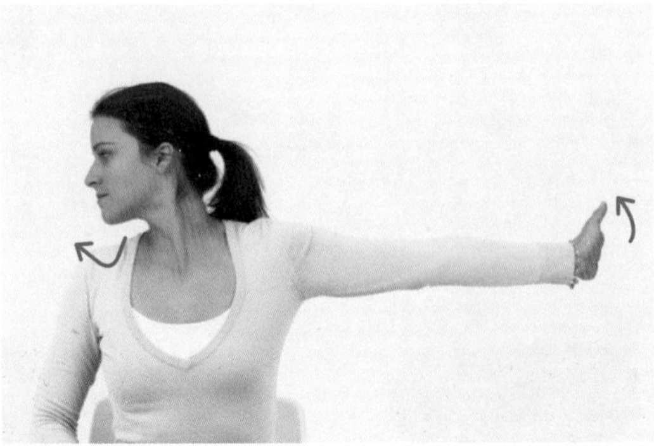

[사진 10-2]

끝까지 뻗어나가는 상완 신경총을 스트레칭 해줌으로써 통증 완화와 예방의 효과를 극대화할 수 있다.

❶ [사진 10-1]과 같이 왼쪽 팔을 어깨 높이로 들어 올린다.

❷ [사진 10-2]와 같이 목을 오른쪽으로 돌리면서 왼쪽 손목을 뒤로 돌린다.

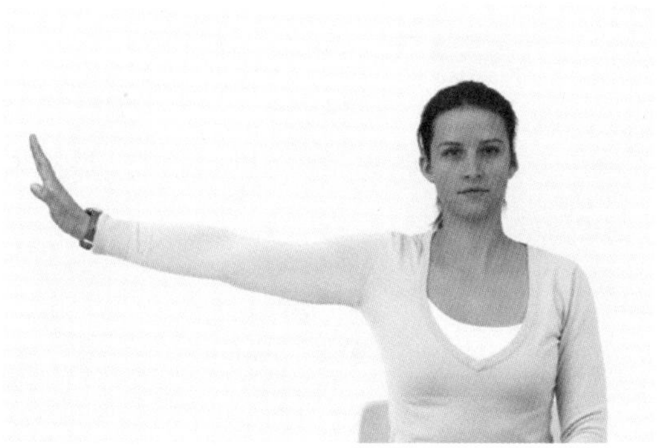

[사진 10-3]

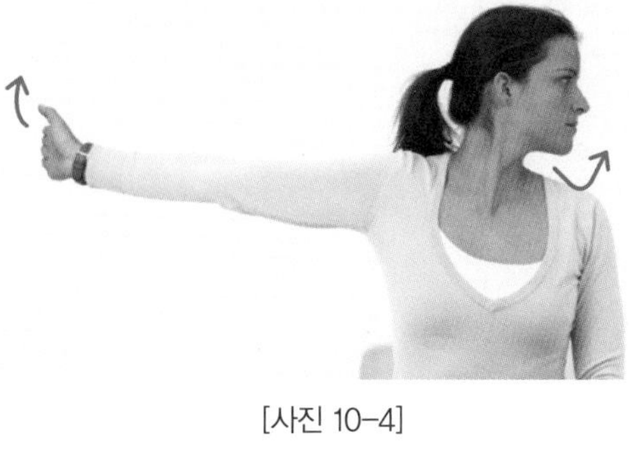

[사진 10-4]

❸ 이 자세를 5~10초간 유지한다.

❹ [사진 10-3, 4]와 같은 방법으로 실행해서 오른쪽 상완 신경총을 스트레칭 한다.

중앙생활사 Joongang Life Publishing Co.
중앙경제평론사 | 중앙에듀북스 Joongang Economy Publishing Co./Joongang Edubooks Publishing Co.

중앙생활사는 건강한 생활, 행복한 삶을 일군다는 신념 아래 설립된 건강 · 실용서 전문 출판사로서
치열한 생존경쟁에 심신이 지친 현대인에게 건강과 생활의 지혜를 주는 책을 발간하고 있습니다.

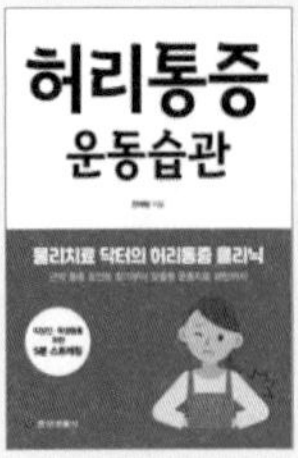

허리통증 운동습관

초판 1쇄 인쇄 | 2023년 11월 15일
초판 1쇄 발행 | 2023년 11월 20일

지은이 | 전재형(Jaehyeong Jeon)
펴낸이 | 최점옥(Jeomog Choi)
펴낸곳 | 중앙생활사(Joongang Life Publishing Co.)

대　표 | 김용주
편　집 | 한옥수 · 백재운 · 용한솔
디자인 | 박근영
인터넷 | 김회승

출력 | 케이피알　종이 | 한솔PNS　인쇄 | 케이피알　제본 | 은정제책사

잘못된 책은 구입한 서점에서 교환해드립니다.
가격은 표지 뒷면에 있습니다.

ISBN 978-89-6141-318-3(03510)

등록 | 1999년 1월 16일 제2-2730호
주소 | ㉾ 04590 서울시 중구 다산로20길 5(신당4동 340-128) 중앙빌딩
전화 | (02)2253-4463(代)　팩스 | (02)2253-7988
홈페이지 | www.japub.co.kr　블로그 | http://blog.naver.com/japub
네이버 스마트스토어 | https://smartstore.naver.com/jaub　이메일 | japub@naver.com
♣ 중앙생활사는 중앙경제평론사 · 중앙에듀북스와 자매회사입니다.

※ 이 책은 《수술 없이 고치는 요통 3일 운동요법》을 독자들의 요구에 맞춰 새롭게 출간하였습니다.